# 頭蓋骨マッサージで
# 体の不調が消える本

武富 ゆうすけ



中経の文庫

# はじめに

## 「頭蓋骨マッサージ」は体調不良の改善に効果バツグン！

「頭蓋骨《ずがいこつ》マッサージ」という言葉を耳にすると、「そんなマッサージがあるのか⁉」と驚かれる人も多いのではないでしょうか。

あるいは、「頭蓋骨を揉《も》むの？」とマッサージの方法をイメージされる方もいるかもしれません。

頭蓋骨マッサージとは、厳密にいうと、頭蓋骨の縫合《ほうごう》箇所のゆがみを矯正する施術のことです。「頭蓋骨矯正施術」というと、あまりにも堅苦しい感じがするので、この本では頭蓋骨マッサージと呼ぶことにします。

くわしくは本文で紹介しますが、この縫合箇所にゆがみがあると、さまざまな体調不良が生じてきます。これは逆にいうと、頭蓋骨の縫合箇所にマッサージを施してゆがみをただせば、それらの体調不良の改善に大きな効果がのぞめることになります。

**たとえば、頭痛や肩こり、眼精疲労などの体調不良に効果があります。**

実は、頭蓋骨マッサージは体調不良の解消だけでなく、**美容面にも大きなプラスをもたらします。**その代表例をあげれば、頬骨《きょうこつ》の出っぱりを小さくすることで「小顔」になったり、リフトアップもします。

また、左右のバランスがよくなるので、笑顔もより美しくなります。シワが減るというアンチエイジング効果も期待できます。

この本では頭蓋骨マッサージを基本として、ツボへの刺激法なども紹介し、より効果を高めていただけるように工夫しています。

1人でも多くの方に頭蓋骨マッサージの効果を体験していただけることが、私の喜びです。

武富ゆうすけ

目次

# 頭蓋骨マッサージで体の不調が消える本

## 第1章

## 頭蓋骨マッサージで頭スッキリ！頭痛・肩こり・不眠症にも効く!!



## 第2章

## 頭蓋骨マッサージの基本と注意点

# 第3章

## 体の痛みと疲れが消える！

第4章

## 頭蓋骨マッサージで小顔になる！シワが減り、笑顔が美しくなる!!



第5章

## 頭蓋骨マッサージ実践編②顔の悩みやコンプレックスを解消する！

撮影モデル／田所麻里・佐伯桃子
本文デザイン／ムーブ

# プロローグ

## あなたの頭蓋骨はゆがんでいませんか？

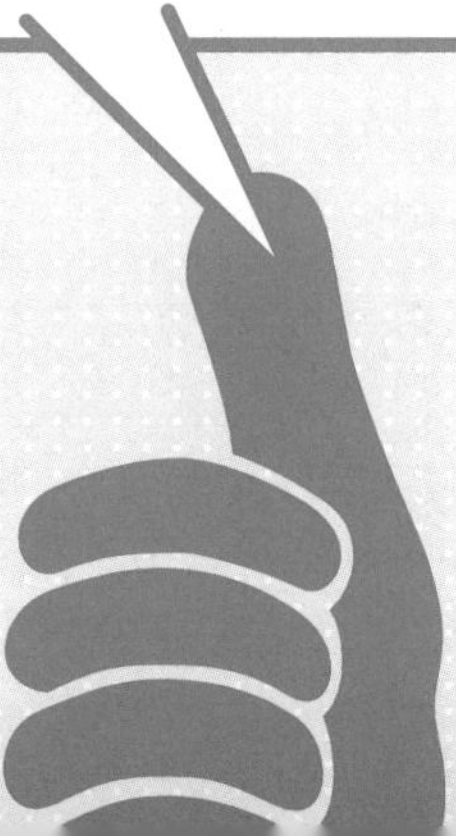

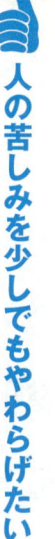

## 人の苦しみを少しでもやわらげたい！

私は生まれつき両耳がつぶれ、両手の親指も曲がっていました。自分が人と違うと気がついたのは幼稚園の頃でした。

それ以後、両耳の手術を重ねること3回。手術する前の筋肉注射の痛さと術後の抜糸のチクチクしたいやな痛みが、今でも記憶に残っています。

また、骨を移植したために右脇腹と右鼠径《そけい》部（股関節）には20センチ弱の傷が残りました。

私は父親が少年野球の監督をしていたこともあり、幼い頃から野球に熱中しました。小学校時代には、主将として出場した県大会で2回、優勝しています。

しかし、その頃からすでに右肩痛、さらには成長期特有の膝痛に苦しめられました。中学校時代にも痛みは続き、甲子園に行く夢を抱いて手術を決断し、両膝にメスを入れました。

高校に進学すると、今度は右肩の痛みで右上半身が痺《しび》れるようになりました。またもや手術です……。

その結果、公式戦には一度も出ることなく、甲子園出場にすべてを懸けていた高校生活に終止符を打つことを余儀なくされました。

その間、ライバルは甲子園に出場したというのに、

「なんで俺ばかりケガをして……どうして満足に野球をさせてくれないのだろう」

そんな悔しさばかりがつのりました。

そこで、「高校教師になろう。そして監督として甲子園に行こう！」と決意、体育の教師をめざしましたが、大学受験に失敗。一浪して再度、受験するもセンター試験でまさかの失敗……。まさに手術と挫折の連続でした。

そこで、私は思ったのです。

「もし神様が存在するのならば、これは、俺は高校教師ではなく、自分みたいなつらい思いをしている人を救えという導きだ！　体の不調で苦しむ人の役に、少しでも立ちたい」

それが、私がカイロプラクティック、鍼灸《しんきゅう》の道に足を踏み入れる動機となりました。

## 頭蓋骨マッサージを始めた理由

さて、頭蓋骨《ずがいこつ》マッサージの話です。「はじめに」にも書いたように、**頭蓋骨マッサージは頭痛の解消にとても効果があります。**

実は、「どうすれば頭痛を解消することができるか」という課題に立ち向かうことが、私が頭蓋骨マッサージを始めるきっかけとなりました。

ある日、私は親しい知人から相談を受けました。

「頭痛が頻繁に起こって困ってるんだ。私の携わっている業界では、脳卒中で亡くなる人が多いので不安でしょうがないよ。なんとか頭痛を解消することはできないかな」

その知人は、私が生まれ故郷の佐賀から上京して以来、なにかとお世話になっている恩人でした。

「10日ほど待ってください」

私は、そう告げました。

私はなんとか彼の力になりたいと思いました。

何か効果的な方法はないか。毎日、頭の解剖図をにらみ、自分の頭蓋骨をいじりながら、いろいろな治療イメージを頭に思い描いては疑問を投げかける――文字どおり、自問自答をくり返しました。

あるとき、ふと「頭蓋骨の縫合《ほうごう》」という言葉が思い浮かんだのです。私には、まだ未知の分野でした。

私は、自分の頭蓋骨の縫合部分にふれてみました。そして、すぐに気づいたのが、「左右が不均等である」ということでした。

左右対称の位置にある縫合箇所が、右側は出っぱっているけど、左側はフラット（平ら）というように、均等ではないのです。

しかも不思議なことに、出っぱりのあるほうは、押すと「痛い」のです。

私は、出っぱったほうの縫合にマッサージ（マッサージの方法は次章から順次紹介します）を施しました。

すると、出っぱりがなくなり、つまり反対側と同じようにフラットになり、押しても痛くなくなりました。

後日、私は頭痛で悩む知人にも頭蓋骨マッサージを施してみました。彼も私が自分で体験したときと同じように、最初は「痛い！　痛い！」を連発しました。

ところが、マッサージを何回か施していると、「痛い」という言葉を口に出すことがなくなったのはもちろん、マッサージ中にウトウトと居眠りをするようになりました。

「あれっ、居眠りされてましたね。最初の頃は、痛いとか強すぎるとかおっしゃっていたのに。実は、最初の頃より強くマッサージしているんですよ」

私がそう言うと、彼は「ええっ！」とビックリしました。

そして、ついには、あれほど悩まされていた頭痛も消えてしまったのです。

しかも驚いたことに、頬《ほお》がリフトアップされ、目もパッチリして目力《めぢから》がつくという副産物も生み出していたのです。

知人も鏡をみて、とても驚いていました。

この臨床第1号の結果をみて、私は「頭蓋骨マッサージにはすばらしい効果がある」と確信しました。そして、頭蓋骨周辺の状態や症状、マッサージ法についていろいろと学んでいったのです。

## いまや世界的ミュージシャンも大ファンに！

私は、これまで2000件以上の頭蓋骨マッサージを施してきました。

残念ながら、ここに名前を記すことはできませんが、みなさんがあっと驚くような世界的なミュージシャン、あるいはオリンピックのメダリストたちも頭蓋骨マッサージの大ファン、そしてリピーターとして、私の頭蓋骨マッサージを受けています。

ここで、ひとつ、驚くべき事実をつけ加えておきましょう。

それは、私の治療院を訪れるクライアントのほとんどの方の頭蓋骨にはゆがみがあるということです。

このことは、頭痛や肩こりで悩む人の多くが頭蓋骨のゆがみと無関係ではないことを物語っています。

さあ、この本で頭蓋骨マッサージを修得し、

- **頭痛や肩こりなどと無縁のイキイキとした人生**
- **小顔で、笑顔が美しく、いつまでも若々しい人生**

を手に入れましょう。

## 頭蓋骨マッサージの効果 — 頭痛に効く—

知人のすすめで武富さんを知りました。
10年前から、くし、かたを中心に、年々いたみが、
強くなり、最近では、頭痛がひどく、色々な
マッサージに通っていました。そんな状態での
1回目の来院でしたが、たった1回の施術で
肩ったく、かたの痛みがなくなり、さらに
目がかおも、まったく変わり、全てが
イキイキとよみがえったようです。
本当にすばらくく、かんげきしています。

佐藤みさひろ

第1章

# 頭蓋骨マッサージで頭スッキリ！
# 頭痛・肩こり・不眠症にも効く!!

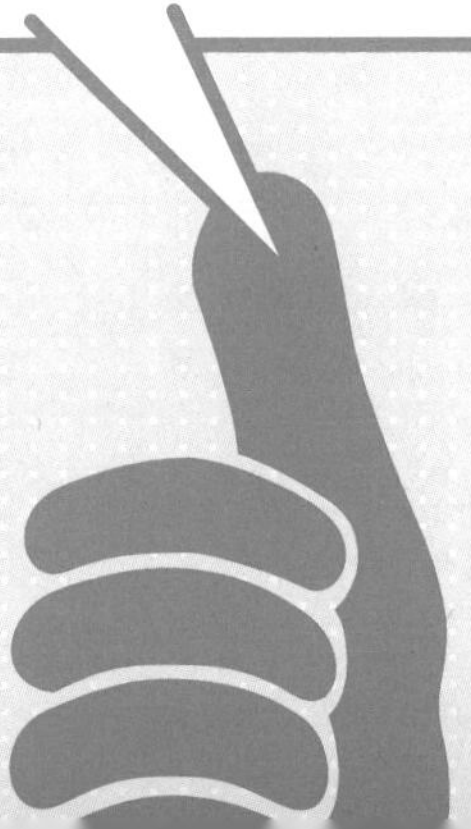

## 「ストレス軽減」、頭スッキリ！

私は頭蓋骨マッサージを施したほとんどの人から、

「体からよけいな力が抜けて眠くなった……そのあと、頭がとってもスッキリした」

あるいは、

「ぐっすり眠れて、快適な気分で朝を迎えることができた」

そんな感想をいただきます。

これらは言葉を換えれば、とてもリラックスした状態に身を置くことができた、つまり副交感神経が優位の状態にあるといえるでしょう。

副交感神経とは自律神経（体の機能を自動的に調節する神経）のひとつ

で、睡眠時などの休息時やリラックスしたときに働き、疲れた心や体を修復します。

これに対して、やはり自律神経のひとつである交感神経は、活動や緊張に対応するために働きます。

問題は、交感神経が本来なら副交感神経が優位の状態でなければならないときにも働く、すなわち、つねに緊張状態に置かれてしまうようなケースです。

たとえば、睡眠時に悪い夢を見ると寝汗をかき、心臓もドキドキ脈打っています。これは本来、副交感神経が優位であるはずの睡眠時に交感神経が優位になったケースといえるでしょう。

この例からもわかるように、交感神経に支配され続けると、心臓に過度な負担を強いるのはもちろん、さまざまな疾患にもつながる可能性があります。

ただでさえ現代人は、ストレスにさらされがちな毎日を送っています。

ストレスのいちばん大きな原因となるのは人間関係だと思いますが、私ごとでいえば、佐賀の田舎から上京したての頃は「東京の人たちとは合わない。佐賀に帰りたい」と、いつもストレスをかかえていたものです。

もちろん、人間関係にかぎらず、さまざまな状況下で、多くの方が多くのストレスを抱え込んでいるのが実情でしょう。


ところが、頭蓋骨マッサージを受けられたクライアントは、このような**ストレスから解放され、リラックス状態を得ることができる**のです。

「ホントにリラックスできたのだろうか?」

私はある脳外科医に、クライアントが頭蓋骨マッサージを受ける前と後について、血液検査をしていただきました。

その結果、マッサージ後には、副腎皮質ホルモンの「コルチゾール」の分泌量が減っていることがわかったのです。

コルチゾールは生命維持には欠かせない物質ですが、ストレスを感じているときやうつ状態のときに多く分泌される、別名「ストレスホルモン」とも呼ばれる物質です。

コルチゾール値が下がったということは、あきらかにストレスが軽減し、よりリラックスした状態にあることを証明しています。

頭蓋骨のバランスがよくなったことにより、これから紹介するさまざまな体調不良が改善されたことや、マッサージによる精神的な癒し効果などがストレスの軽減につながったといえるでしょう。

ストレスに悩まされる現代人にとって頭蓋骨マッサージは、明日の活力を生む大きな力となってくれるはずです。

## 慢性頭痛に効く

頭蓋骨マッサージという名称からもおわかりのように、私は、直接筋肉を揉《も》むことよりも、その筋肉が付着している頭蓋骨の縫合《ほうごう》部や顔の関節部を調節することに重点を置いています。

というのも、筋肉のこりや張りは、その筋肉が付着している縫合部や関節が硬くなっていたり、ゆがんでいたり、ずれたりしていることによって起こるからです。

ですから、硬くなったり、ゆがんでいる縫合部や関節をマッサージによって調整することで、頭皮や頭蓋骨を包んでいる筋肉がゆるむ、言葉を換えれば、リラックスした状態にすることができるのです。

これは脳の負担を軽減させ、それに起因する頭痛を解消することにつながります。

ところで、いわゆる頭痛は「**症候性頭痛**」と「**慢性頭痛**」の2つに大別することができます。

症候性頭痛は脳自体に問題があるようなケースで、これは私の手に負えるものではありません。専門家による治療を受けられることをおすすめします。

私がマッサージの対象とする頭痛は慢性頭痛のほうです。そのおもなものとして、

①**片頭痛**　頭の片側が発作的に痛む血管性頭痛

②**緊張性頭痛**　肉体的・身体的ストレスによる頭痛

③**群発性頭痛**　原因不明の猛烈な痛みをともなう血管性頭痛

の3つをあげることができます。

日本人の頭痛の3～4割は、この慢性頭痛といわれています。しかも、その7割以上の人が、日常生活に支障をきたしているといいます。

この本をお読みの方にも、頭痛で悩まされている人が多いのではないでしょうか。


慢性頭痛の原因としては、精神的ストレスに加えて、目の疲れ、首や肩のこりなどをあげることができます。

毎日パソコンと向き合っている人、一日中デスクワークを余儀なくされている人などは要注意です。

実は、あとで紹介するように、頭蓋骨マッサージは首・肩のこりにも大いに効果が期待できます。その意味でも、頭蓋骨マッサージは慢性頭痛解消にひと役買うことができます。

## 首のこり・肩のこりに効く

大げさにいえば「1億総肩こり」ともいえるほど、日本人に多いのが肩こりの症状です。それは、私の治療院を訪れるクライアントの8割以上の方が、肩こりの自覚症状を持っていることからもわかります。

ちなみに英語では、肩こりのことを「stiff neck」といい、首こりと同列に扱われています。実際、日本でも、肩こりと首のこりはセットになっているケースがほとんどではないでしょうか。

そのため、首や肩のこっている部分を、自分で揉んだり、家族に揉んでもらうケースも多いようです。

ただ、このときに気をつけていただきたいのは、**グリグリとあまり強く**

**揉みすぎないこと**です。

それは、強く揉みすぎると、筋肉がほぐされるのではなく、逆に体を守ろうとする筋肉の防御反応により、より硬くなってしまうことがあるからです。

このような場合でも、こった部分を強く揉まれることによって、ラクになった気がしますが、それは一時的に筋肉がマヒした状態になったにすぎず、こりが解消したとはいえません。

このようなことがくり返されると、そのうち「もっと強く揉んで」と催促するようになってしまいます。

いうなれば、マッサージ（揉んでもらう）ことなしにはいられない〝中毒状態〟に陥ってしまいます。マッサージが〝麻薬〟と化してしまうのです。

このような状態に陥ってしまった〝こり〟は、もはや〝マヒ〟と同じといってもさしつかえないでしょう。

要するに、こったからといって揉めばいいというものではないのです。思わぬ落とし穴に陥る可能性があります。充分に気をつけましょう。


話を戻しましょう。

首や肩のこりの多くは、背中側の上のほうから首の部分にかけて広がっている「僧帽筋《そうぼうきん》」と呼ばれる筋肉と深い関係があるといわれています。

たとえば、一日中デスクワークを強いられていたり、同じ姿勢で長時間パソコンと向き合っていたりすると、僧帽筋の負担も大きくなり、それが、首や肩のこりにつながってしまいます。


一方、頭蓋骨のゆがみ、つまり縫合のズレやゆがみも、首や肩への負担に直結します。

というのも、頭蓋部（脳を含みます）は4~5キロもの重さがあります。

ボーリングのボールを24時間、首・肩の上にのせているようなものです。

したがって、頭蓋骨がゆがんでバランスが悪ければ、当然、首や肩の負担は大きくなり、やがては頸椎《けいつい》のゆがみを誘発します。それが、首や肩のこりとなって、私たちを苦しめるわけです。

実は、私の治療院を訪れる9割以上の方に頭蓋骨・縫合のズレがみられ、そのうちの8割以上の方が肩こりを訴えるのです。

私は、肩や首のこりの部分を直接揉むという施術はしません。体のバランス調整と頭蓋骨のゆがみを矯正します。

こっている部分を揉むことがこりの解消につながると思い込んでいるクライアントが多いため、私の施術を受けられたあと、不思議そうに、

「あれ、首と肩のこりがラクになった!」

と驚かれます。

私は、施術前にクライアント自身に指で頸椎がゆがんでいることを確認してもらうようにしています。そして、施術後に同じ箇所をもう一度指でさわってもらい、頸椎のゆがみが矯正されたことを確認してもらうのです。

これは、首や肩のこりと頸椎のゆがみとのつながり、さらにそれが頭蓋骨の縫合と関連していることを実感していただくためです。

## 眼精疲労に効く

厚生労働省のデータ（「技術革新と労働に関する実態調査結果の概況」2004年）によれば、ホワイトカラーと呼ばれるデスクワークに携わっている人の90パーセント以上が、眼精疲労や目の痛みなどの不調を訴えているといいます。

細かい文字の文書やパソコン画面と、長時間にわたって向き合うことが、目の不調となって現われることは容易に想像することができます。

もっとも、携帯電話やパソコン、ゲーム機器などの普及を考えれば、ホワイトカラーの方にかぎらず、いまや多くの日本人が「目を酷使する時代」を迎えているといえるでしょう。

眼精疲労などの目の不調は、目が不快であるだけでなく、頭痛や肩こりなどを引き起こすことが少なくありません。

そうした症状によって、「仕事への意欲低下」や「仕事の効率の低下」など、仕事に支障をきたすことも充分に考えられます。

頭蓋骨マッサージによって、そうした**眼精疲労による目の不調を解消する効果がのぞめます。**

## 不眠症に効く

現在、日本人の４割が不眠症に悩んでいるともいわれます。中高年以上になると、その割合はさらに高くなるのではないでしょうか。

不眠症の原因はさまざまでしょうが、大きな原因として考えられるのは、やはりストレスでしょう。

不安や心配事、イライラするようなことが多ければ多いほど、すぐに眠りにつくことができません。前述したように、交感神経が優位な状態に陥っていることが考えられます。

頭蓋骨マッサージには、ストレスを軽減する効果がありますので、**不眠症を軽減する効果ものぞめます。**

## 鼻づまりに効く

鼻がつまると、呼吸が苦しいのはもちろん、集中力が散漫になり、仕事や勉強の効率を低下させます。また、睡眠時であれば睡眠時無呼吸症候群の一因となることも考えられます。

このやっかいな鼻づまりを慢性化させて、苦しんでいらっしゃる方が少なくありません。

鼻には、単純に空気を通すだけでなく、吸い込んだ空気を適度な温度に加温する、加湿するという働きがあります。

さらには、空気中のチリや細菌、ウイルスなどを除去するフィルターの役目も果たしています。

そのため、鼻腔《びこう》（鼻の穴）の表面積は意外に広く、入り組んだ構造になっています。そして、それが鼻づまりが起こりやすくなる一因ともなっています。

鼻腔は1本の筒状になっているような印象を持ちがちですが、実際には、鼻腔の壁面には棚のような段があり、正面からみていちばん手前の下段に「下鼻甲介《かびこうかい》」、その少し上の奥に「中鼻甲介《ちゅうびこうかい》」という骨状の構造物があります。

鼻から入ってきた空気はこれらの構造物の間を抜けて、喉へと流れていきます。しかし、アレルギーや風邪などにより、これらの構造物が腫《は》れて空気の流れを妨げると、鼻づまりの原因になることがあります。

こうした鼻づまりは、おおもとであるアレルギーや風邪を治すことが先決といえるでしょう。それでも鼻づまりが解消されない場合は、頭蓋骨マッサージにトライしてみてはいかがでしょうか。

# 鼻腔のしくみ

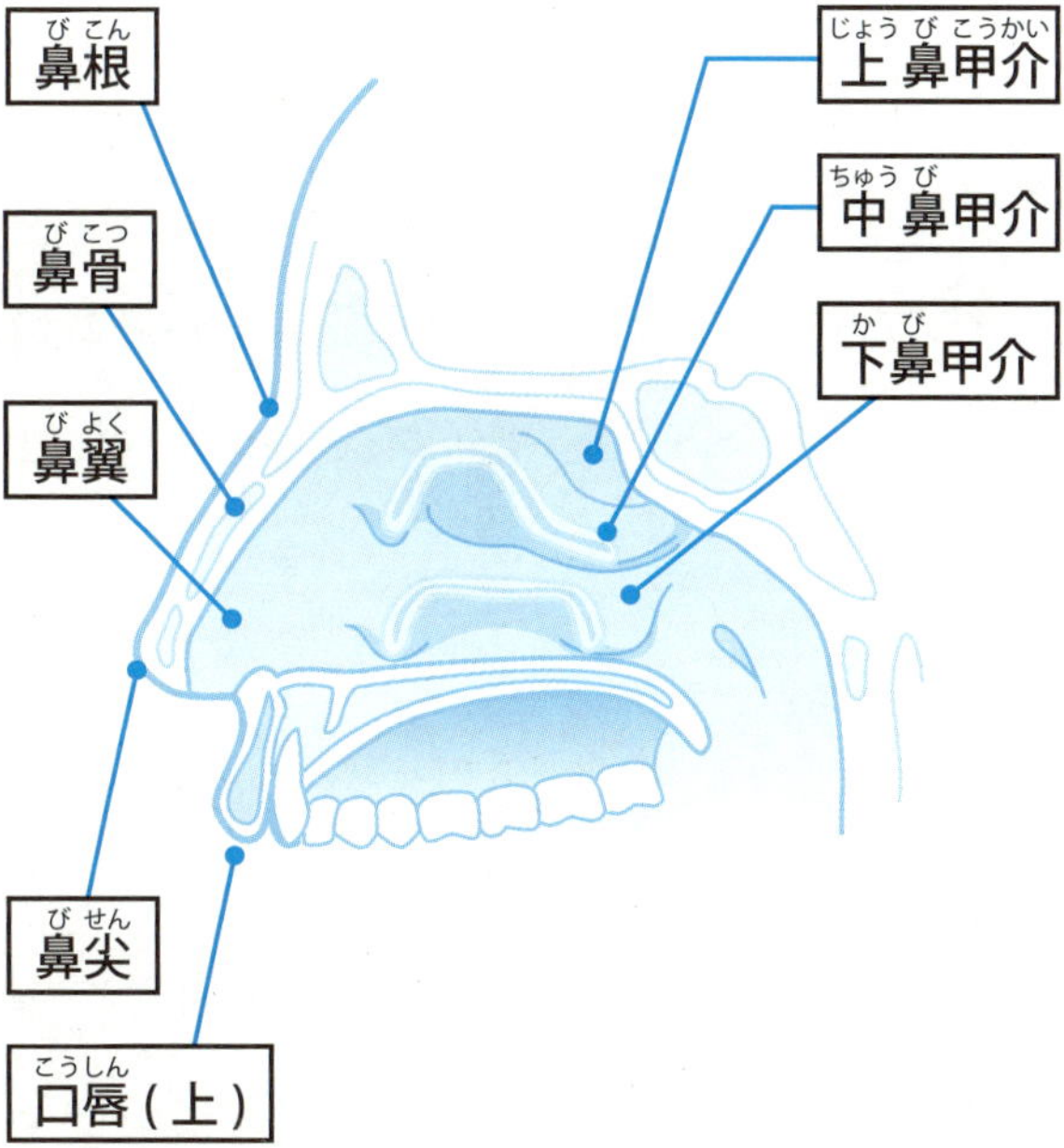

鼻根《びこん》
鼻骨《びこつ》
鼻翼《びよく》
鼻尖《びせん》
口唇《こうしん》(上)
上《じょう》鼻《び》甲介《こうかい》
中《ちゅう》鼻《び》甲介
下《か》鼻《び》甲介

また、鼻骨が曲がっているために、鼻腔内に狭い箇所ができ、鼻づまりを起こしやすくなっているケースがあります。

その場合は、くわしくはあとで紹介します（122ページ）が、鼻骨を調整することで改善されます。


ちなみに私自身、長い間、鼻炎による鼻づまりに悩まされていました。それがあるとき、**助手に鼻づまり解消の頭蓋骨マッサージをしてもらったところ、いつのまにか解消されていました。**

鼻づまりで悩む方にはおすすめのマッサージです。

## 噛み合わせがよくなる

私の治療院を訪れる方のなかに、あごの関節がずれている方がいらっしゃいます。下あごの関節と関節円板（43ページ参照）がずれてしまっているのです。

噛《か》むと関節音がし、違和感もあるので、あごの関節のずれを自覚されているケースもあります。もちろん、あまりいい気持ちはしないでしょう。

実は、もっと深刻な問題があります。

たとえば、あごの関節がずれていると、歯の噛み合わせ（咬合《こうごう》）が悪くなり、食べ物をよく噛まないでのみ込んでしまいます。咬合の際に痛みが生じるような人の場合は、さらに咀嚼《そしゃく》の回数が減ってしまうことになります。

このような場合、当然、胃への負担も増え、ほかの内臓にも悪影響を与えてしまいます。

また、あごの関節がずれていると、周囲の関節や筋肉にもよけいな負担をかけ、首や肩のこり、頭痛の原因にもなります。

「すべての体の不調は、噛み合わせが悪いことが起因している」と言う医師もいるほど、あごの関節は大切な関節です。


さらに美容の面でも、顎関節《がくかんせつ》がずれていると、頬のたるみの原因になり、実際の年齢よりも老けてみえてしまいます。

**あごの関節がずれている人は、今すぐにでも頭蓋骨マッサージをされることをおすすめします。**

ときおり、あごの関節をカクカク鳴らすクセのある人をみかけます。関節周囲に炎症を起こすので絶対にやめましょう。

## あご（顎関節）のしくみ

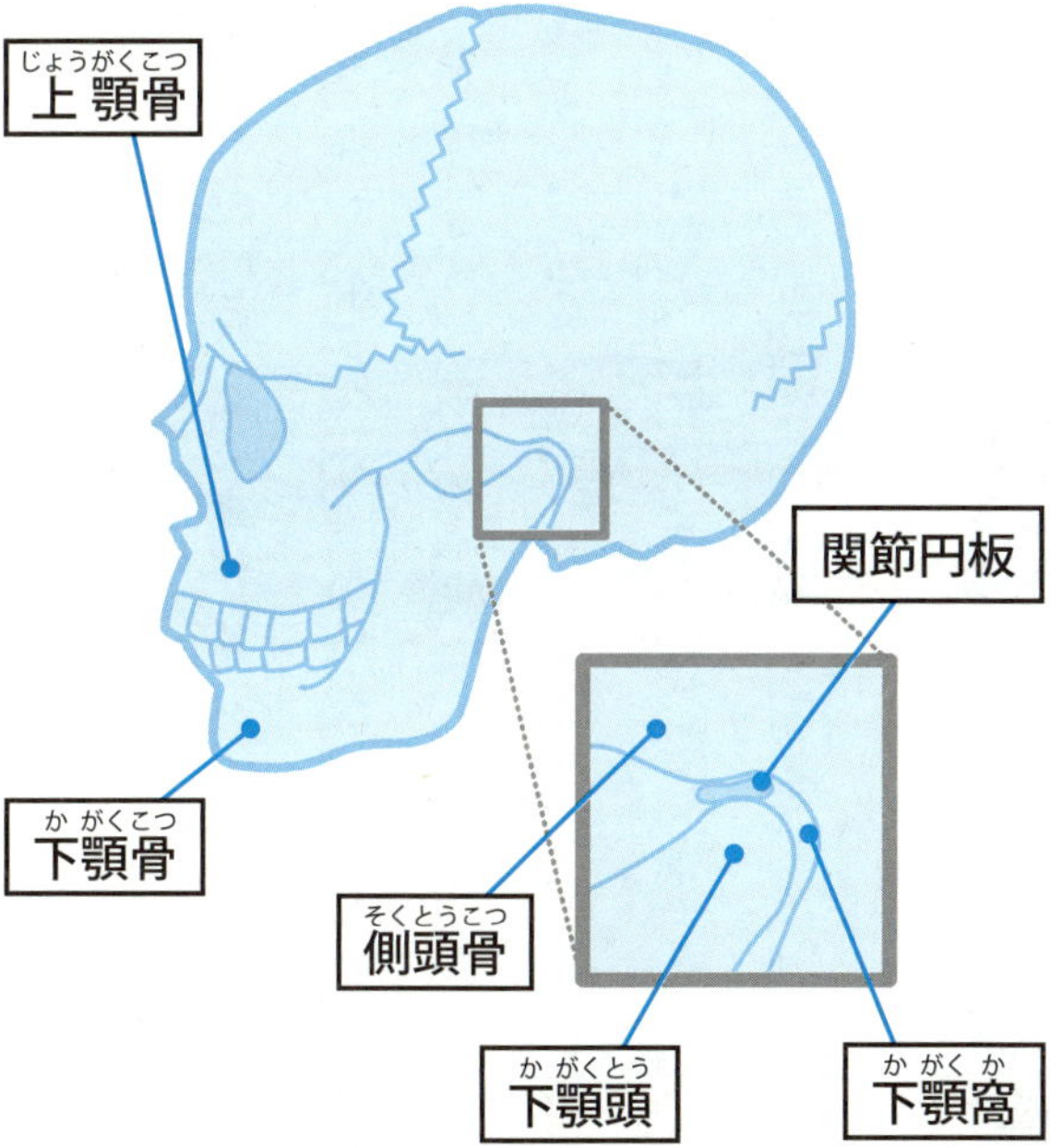
上顎骨《じょうがくこつ》
下顎骨《かがくこつ》
関節円板
側頭骨《そくとうこつ》
下顎頭《かがくとう》
下顎窩《かがくか》

## 頭蓋骨マッサージの効果 ― 不眠症を解消 ―

頭痛があり、顔面が重く、不眠症が悩みでした。
武富先生の施術を受けたら、頭が軽くなり、
目はパッチリ！急に睡魔に襲われました。それからというもの
寝たい時に何時間でも寝れるようになったのは本当に不思議です
次回は肩、背中のコリを治してもらおうと考えております。
一家に一人武富先生が必要かもしれませんね（笑）
フレンチレストラン葉山庵オーナー　山坂大輔

第2章

# 頭蓋骨マッサージの基本と注意点

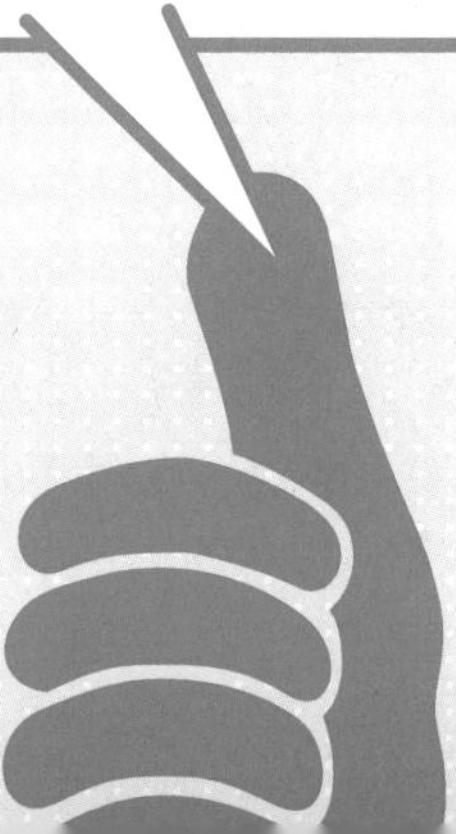

## おもな「縫合」の場所を確認しておこう

頭蓋骨が顔を構成し、脳を保護する重要な骨であることは、多くの方が知っていることと思います。ただ、頭蓋骨が多くの骨によって構成されているというと、驚かれる人もいるのではないでしょうか。

私もかつては、頭蓋骨というひとつの骨が存在していると思っていました。

しかし実際には、頭蓋骨は20以上の骨がつなぎ合わさってできています。つまり、20以上の骨が連結されることによって、ひとつの頭蓋骨ができあがっているわけです。

骨と骨の連結を「縫合《ほうごう》」といいます。実はこの縫合が、頭や顔の筋肉、筋肉や帽状腱膜《ぼうじょうけんまく》（頭蓋骨を包む組織）などの重みによってゆがんでくるのです。

また、日常生活でのクセ、たとえば歯ぎしりなどが原因で縫合がゆがむケースもあります。

頭蓋部は4〜5キロもの重さがありますから、縫合にゆがみがあると、首や肩への負担が増す、あるいは鼻の通りが悪くなるなど、第1章でも紹介したような、さまざまな不調が現われます。

また、神経や血管などが通っているので頭蓋骨にゆがみがあると、神経や血管の流れに不具合を起こしてしまいます。

そこで、第3章〈実践編①〉で縫合箇所のゆがみをマッサージ（矯正）していくわけですが、その前に頭蓋骨のおもな縫合箇所のみつけ方を紹介しておきましょう。50、51ページの図を参考に確認してください。

## ◉冠状縫合・矢状縫合

「冠状《かんじょう》縫合」は、前髪の生えぎわから指の幅3本上くらいの✪❶の位置（50ページの図参照）から、両こめかみのほうに向かって伸びています。

生えぎわが上がってわかりにくいという方は、耳と耳をつないだ線の最上部にある「百会《ひゃくえ》」というツボから、およそ指の幅4本くらい前にあります。頭の丸みがあるので、真横ではなく、ゆるやかに前に向かう感じになります。

「矢状《しじょう》縫合」は、✪❶から真後ろへ向かって伸びています。

## ◉ラムダ縫合

「ラムダ縫合」をみつける場合は、まず後頭部の出っぱりを探し、そこからからおよそ指の幅3本分くらい（この意味は52ページで説明します）上にある「強間《きょうかん》」と呼ばれるツボを目安にします。

そこから、耳の斜め後ろにつながる縫合が、ラムダ縫合です。

### ◉鱗状縫合

まずは、51ページの図にある★2の場所をみつけましょう。耳のつけ根に人差し指をあてて、上にズラしていくと、出っぱりがあります。

ここは、前頭骨《ぜんとうこつ》、頭頂骨《とうちょうこつ》、蝶形骨《ちょうけいこつ》、側頭骨《そくとうこつ》が集結する場所で、ゆがみが出やすい箇所です（88ページ参照）。そこから、ほぼ水平に後頭部へ向かう縫合が「鱗状《りんじょう》縫合」です。この縫合にゆがみがあると、指で押したときに表面的ではなく、奥までズズンとくるような痛みを感じます。

### ◉顔の縫合

「前頭鼻骨《ぜんとうびこつ》縫合」は、左右の眉を結んだラインのやや下にあります。鼻柱からたどると、へこんだ部分を通り、ほんの少し上がった箇所にあります。

「頬骨上顎《きょうこつじょうがく》縫合」は、左右の目から、指の幅3本くらい下の少し外側にあります。ここはゆがみが出やすく、ゆがみがあれば、押すとかなりきつめの痛みを感じます。

## 頭蓋骨にあるおもな縫合①

上面

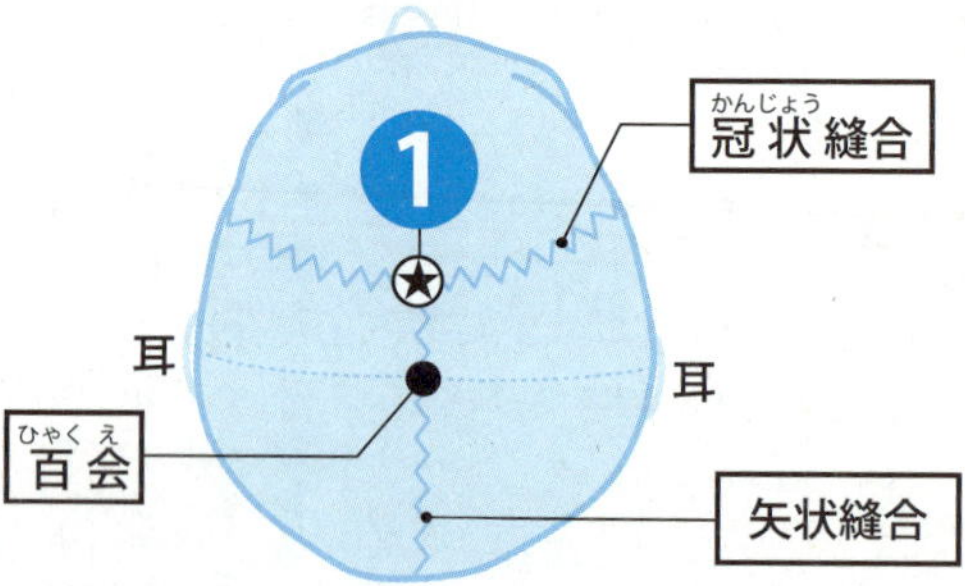


後面

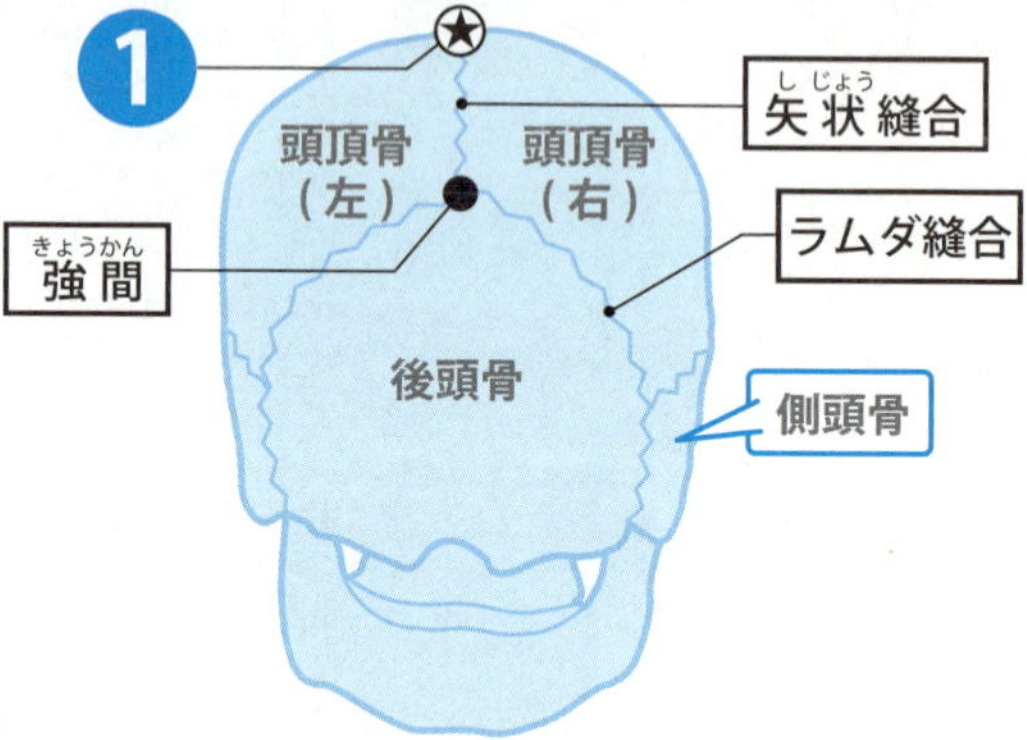

## 頭蓋骨にあるおもな縫合②

### 側面

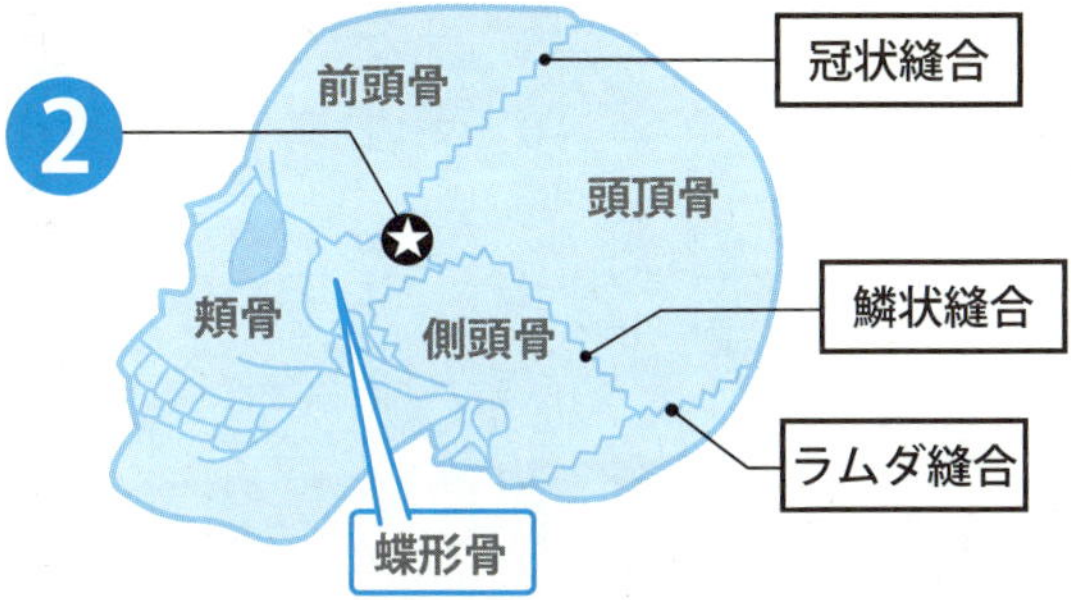


### 前面

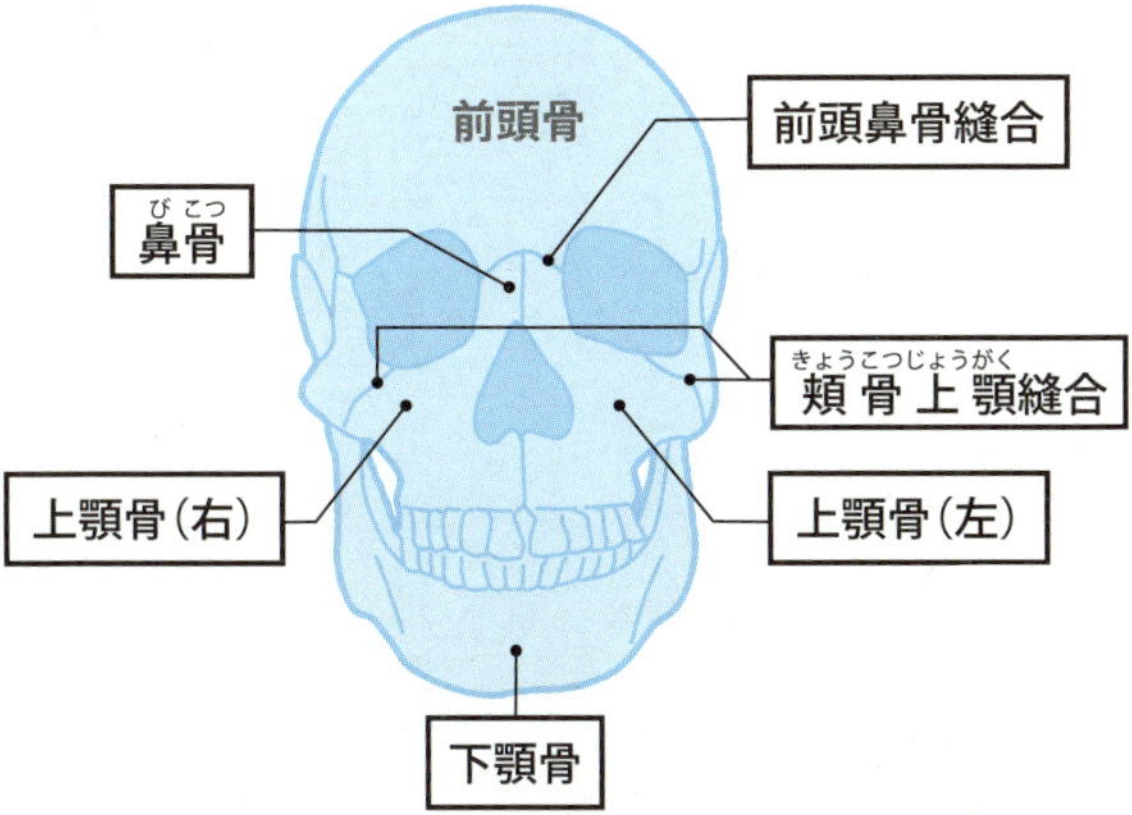

## 縫合箇所・ツボをみつけるときの注意点

縫合箇所をみつけるさいの方法として、「指の幅3本くらい」という表現を用いました。なぜ「くらい」「付近」というあいまいな表現にしたかというと、個人差があるからです。

たとえば、頭蓋骨の大きさは人によって異なります。

また、この本ではツボへの刺激もあわせておすすめしていますが、その場合も「くらい」「付近」という表現を用いています。

というのも、私の臨床経験上「キッチリ指の幅3本下のここ！」と言うことはできないからです。

なお、「指の幅3本」というのは、昔の長さの単位で「2寸《すん》」のことです。1寸が約3・03センチなので、2寸は約6・06センチになります。これをおおよその目安にしてもいいでしょう。

ただし、**大切なのは『コリッとした痛みを感じる場所』『痛みを強く感じる場所』を探しあてること**です。これを覚えておいてください。

また、「**トリガーポイント**」（「痛みの引き金」の意味）という『西洋のツボ』と呼ばれるポイントがあります。

トリガーポイントは、鍼灸《しんきゅう》の場合のツボと70パーセントは同じ場所にあるといわれていますが、**痛みを感じる場所とは関係ないような箇所を押すことで、痛みを治す**という特徴があります。

そのため、トリガーポイントを特定するのはむずかしいと思いがちですが、実は、筋肉の奥深くにできている、硬くこり固まっている部分を探し出せばいいのです。

さわった感触としては硬い筋肉の深いところに「ヌルヌル」したものを感じます。そこの筋肉をコリコリと刺激することで改善がみられるのです。

初心者の方が、図や文章だけで場所を特定するのは、なかなかむずかしいかもしれません。

そこで、場所がよくわからない場合は、指定された場所の付近で、さわったときに違和感のある箇所、痛みのある箇所を目安にマッサージをおこなうことをおすすめします。

## 骨・筋肉・ツボの位置を確認しておこう

第3章の実践編①では、縫合のゆがみに対するマッサージ法に加えて、骨や筋肉、ツボなどへのマッサージもあわせて紹介します。

そこで、顔や頭にはどのような骨や筋肉、ツボがあるのか、ざっとみておきましょう。

骨については、50、51ページをみてください。ツボは56ページから58ページ、筋肉は59ページに掲載しました。

第3章でも、それぞれのマッサージに必要な図は掲載しますので、覚える必要はありません。

## 顔・頭にあるツボ①

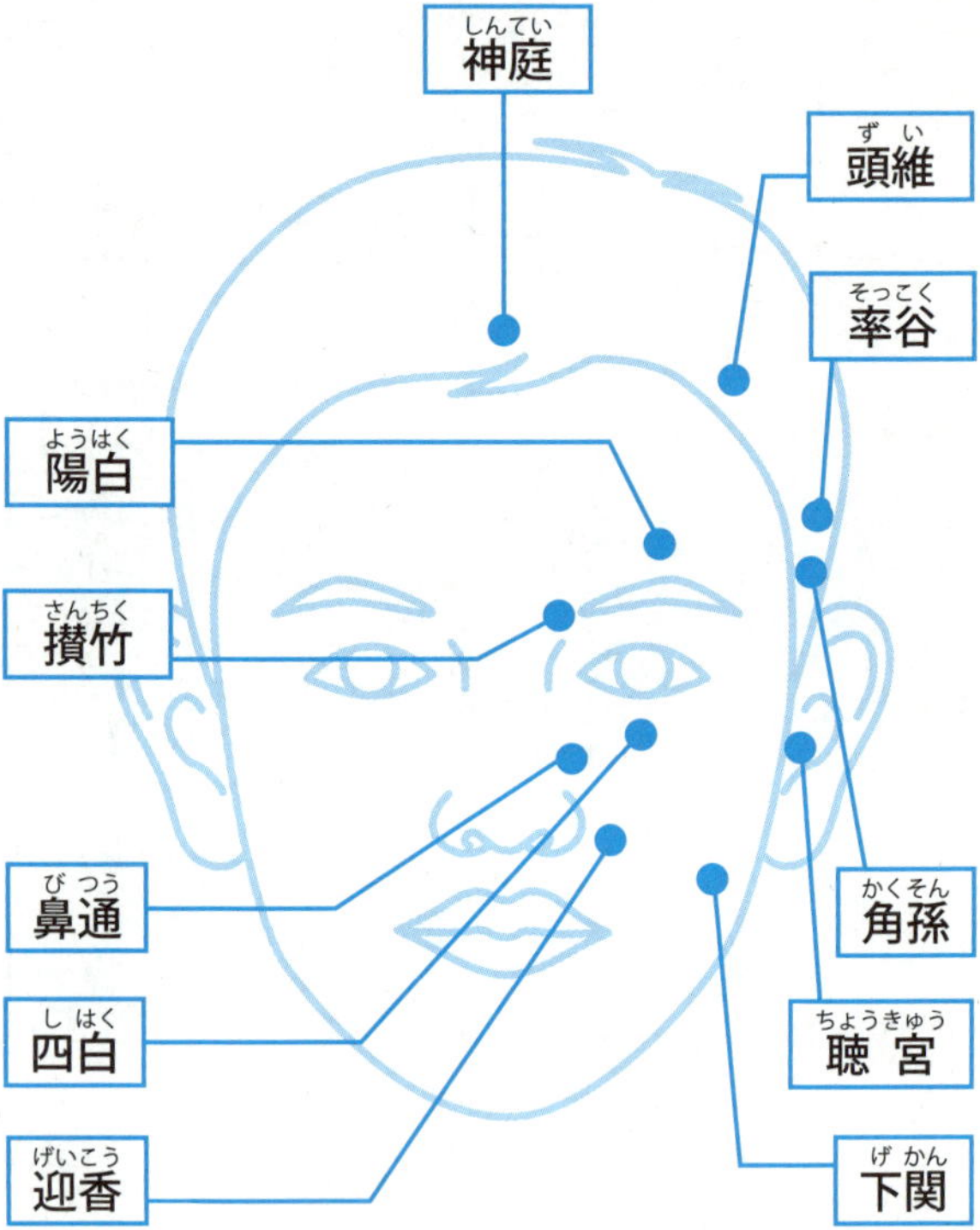

神庭《しんてい》
頭維《ずい》
率谷《そっこく》
陽白《ようはく》
攢竹《さんちく》
鼻通《びつう》
四白《しはく》
迎香《げいこう》
角孫《かくそん》
聴宮《ちょうきゅう》
下関《げかん》

## 顔・頭にあるツボ②

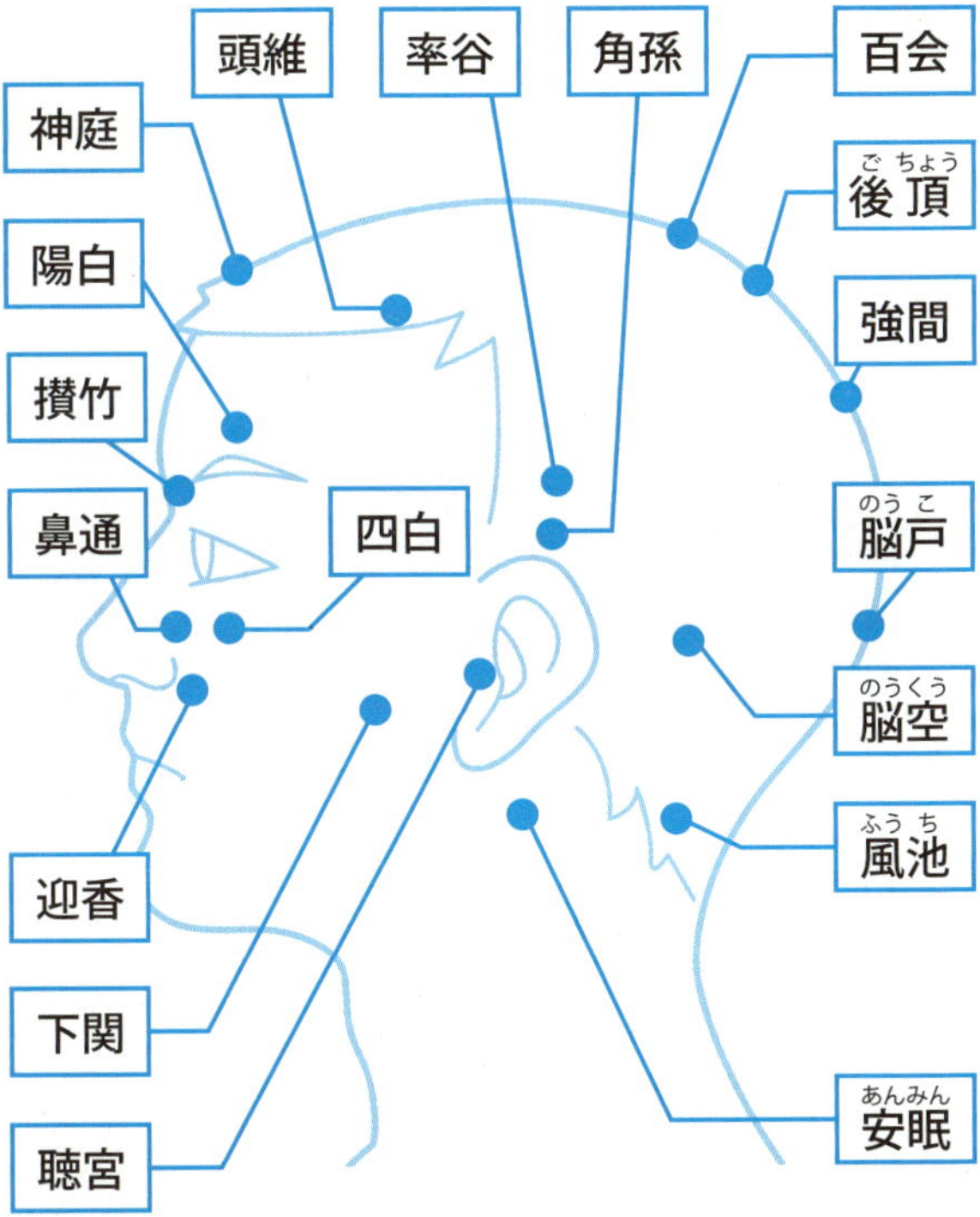

頭維
率谷
角孫
百会
神庭
後頂《ごちょう》
陽白
強間
攅竹
鼻通
四白
脳戸《のうこ》
脳空《のうくう》
風池《ふうち》
迎香
下関
聴宮
安眠《あんみん》

## 顔・頭にあるツボ③

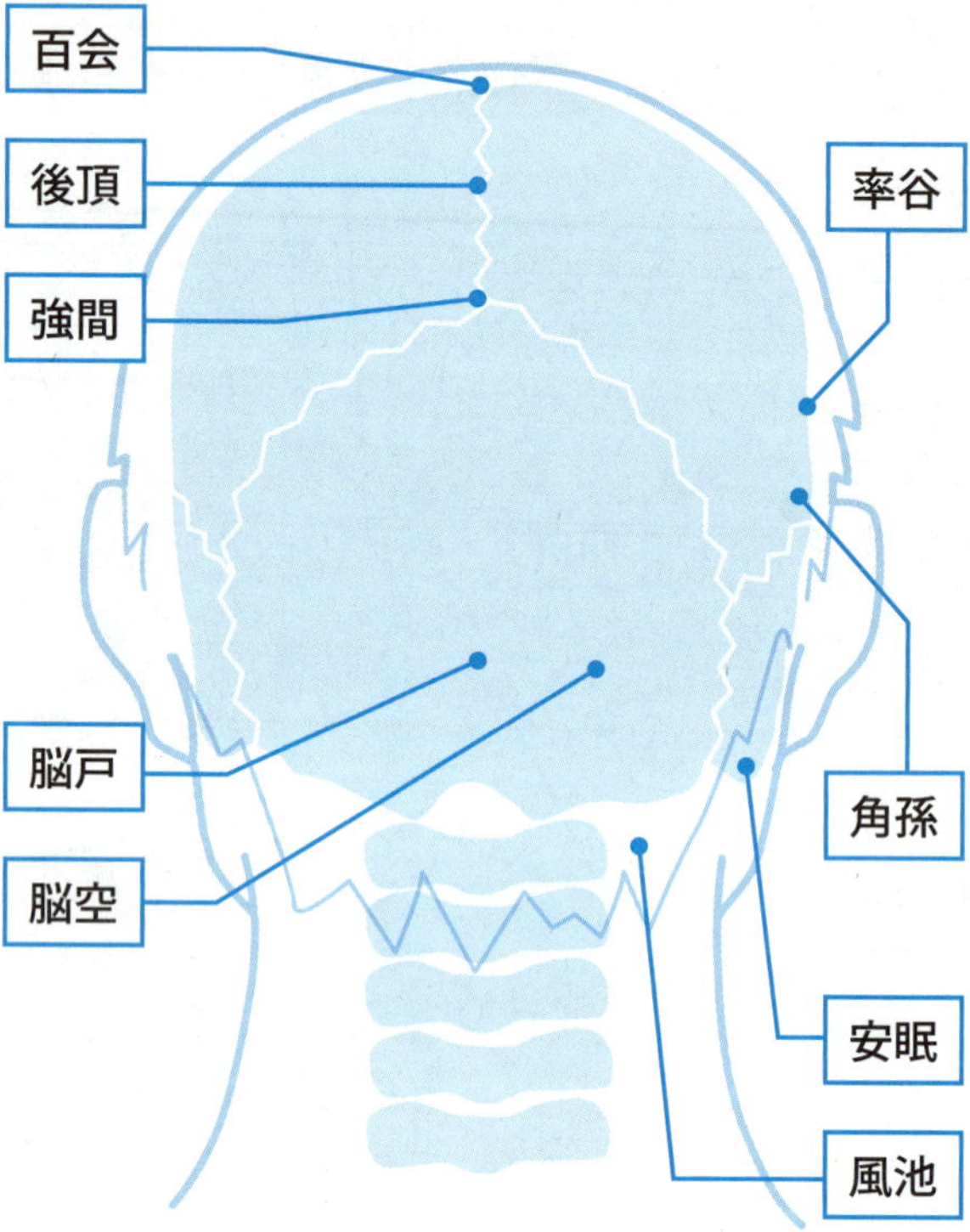

## 顔にある筋肉

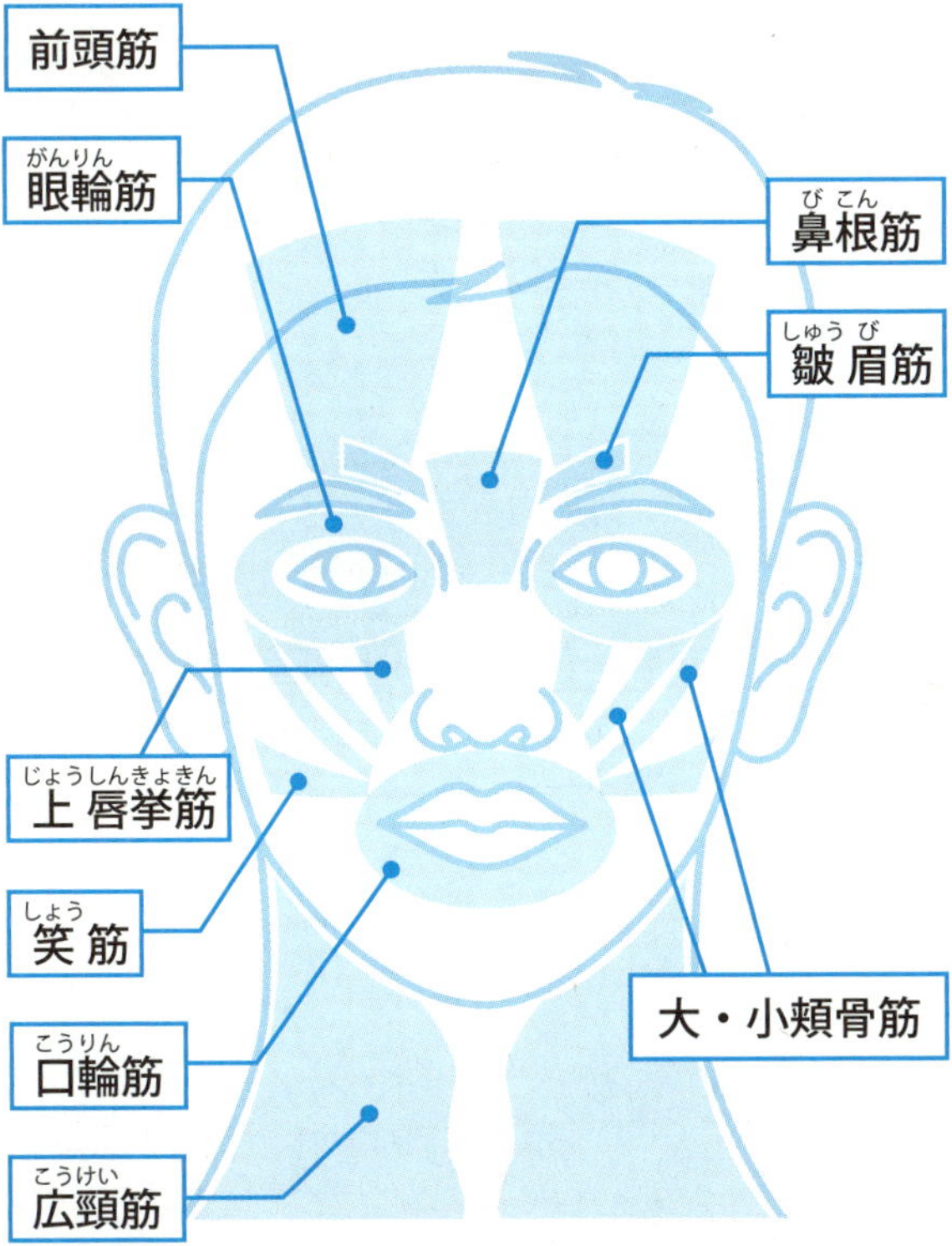
前頭筋
眼輪筋《がんりん》
鼻根筋《びこん》
皺眉筋《しゅうび》
上唇挙筋《じょうしんきょきん》
笑《しょう》筋
口輪筋《こうりん》
広頸筋《こうけい》
大・小頬骨筋

## マッサージの方法

ここからは具体的なマッサージの方法と注意点を紹介していきます。

まず、頭蓋骨マッサージでは、頭蓋骨の縫合箇所の出っぱりをフラット（平ら）にするのが基本となります。つまり、一般的なマッサージのように「揉む」ことはほとんどありません。

頭蓋骨マッサージの基本は、次の3つです。

**①親指でグリグリと押すようにマッサージする方法**

この方法は、力が入りやすいというメリットがあります。

**②人差し指と中指を重ねたり、くっつけて、こするようにマッサージする**

**方法**

長時間、回数を多くこなす必要があるときに用いる方法です。疲れたら、別の2本の指を利用してもかまいません。

**③手のひらのつけ根（手根部）で押し込むようにマッサージする方法**

これは、力がいちばん入りやすい方法で、大きな骨を動かしたいときに用います。細かい箇所には向きません。

以上の3つの方法を縫合箇所や筋肉、ツボに応じて使い分けます。実践編では、それぞれのおすすめのマッサージ法をあわせて紹介します。

## マッサージの基本

### ① 親指を使用する

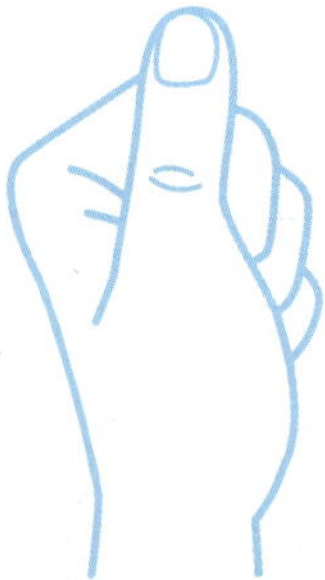

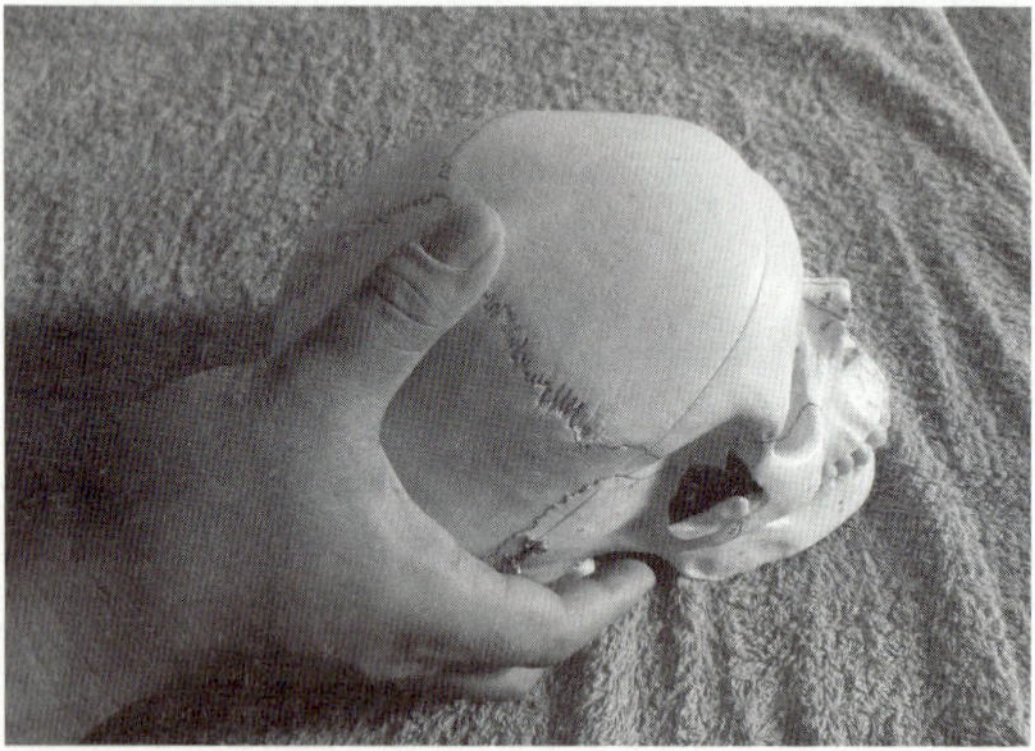

## ❷ 人差し指、中指の２本を使用する

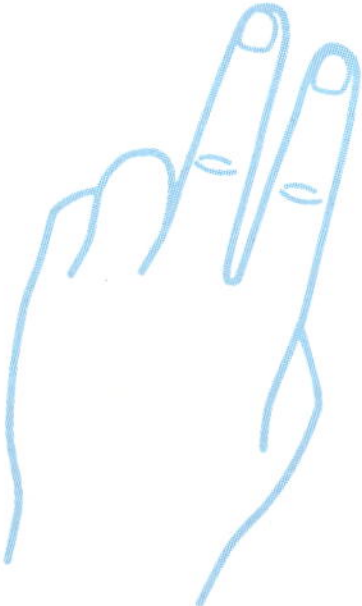

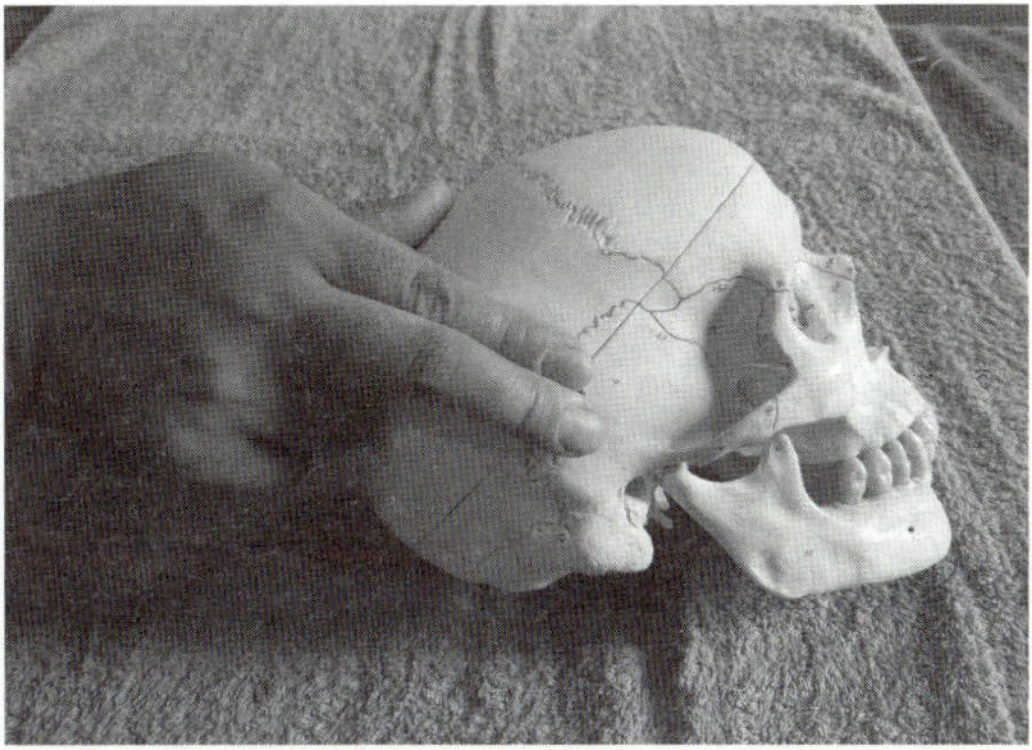

## 3 手のひらのつけ根を使用する

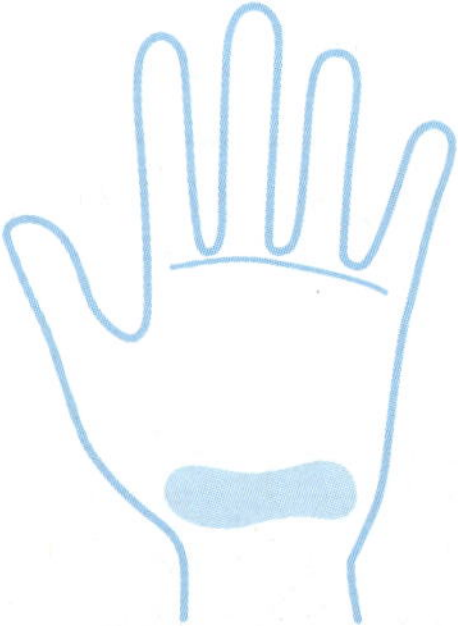

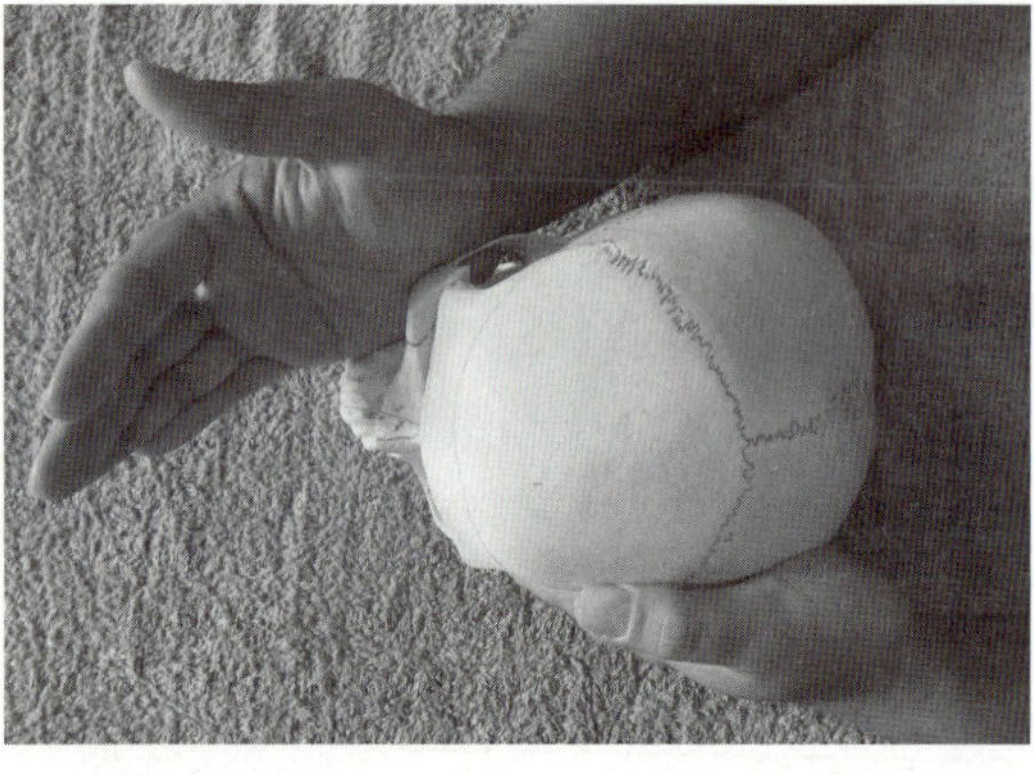

鱗状縫合への親指のマッサージ

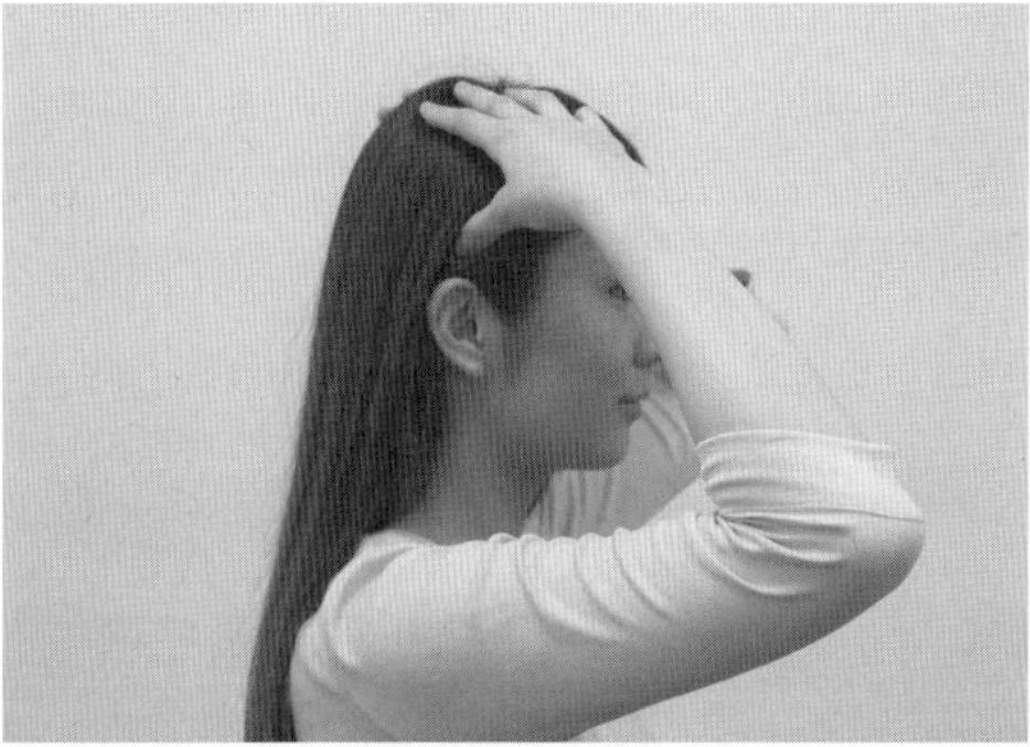

ラムダ縫合への人差し指、中指の２本のマッサージ

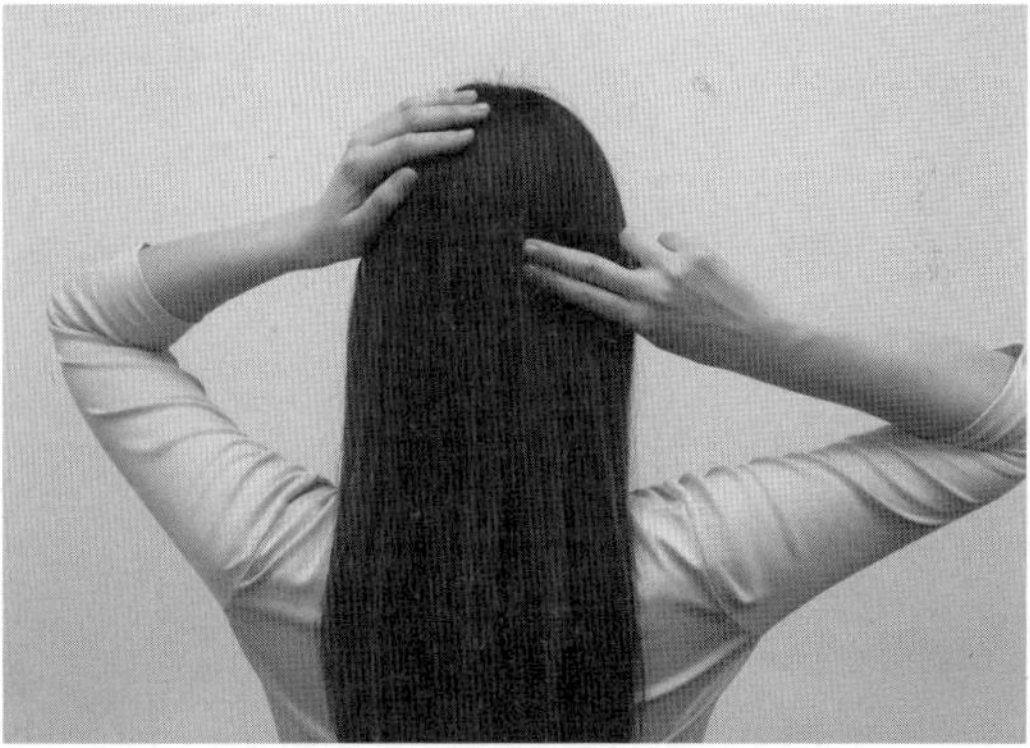

鱗状縫合への手のひらのつけ根（手根部）のマッサージ

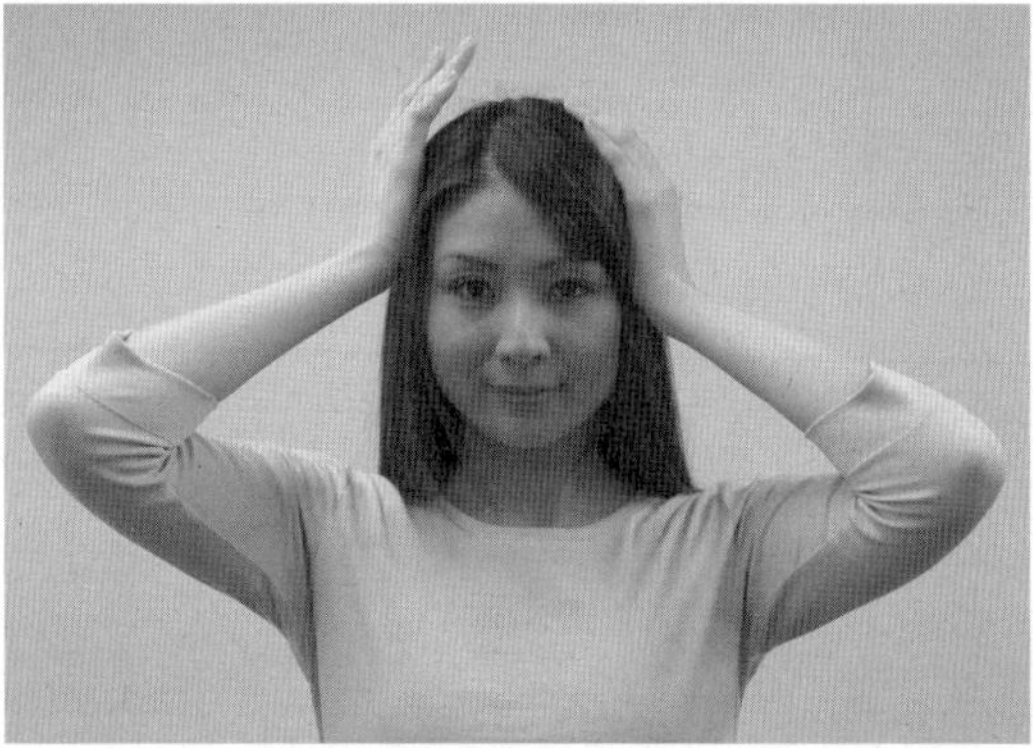

肩のトリガーポイントへの刺激（94ページ参照）

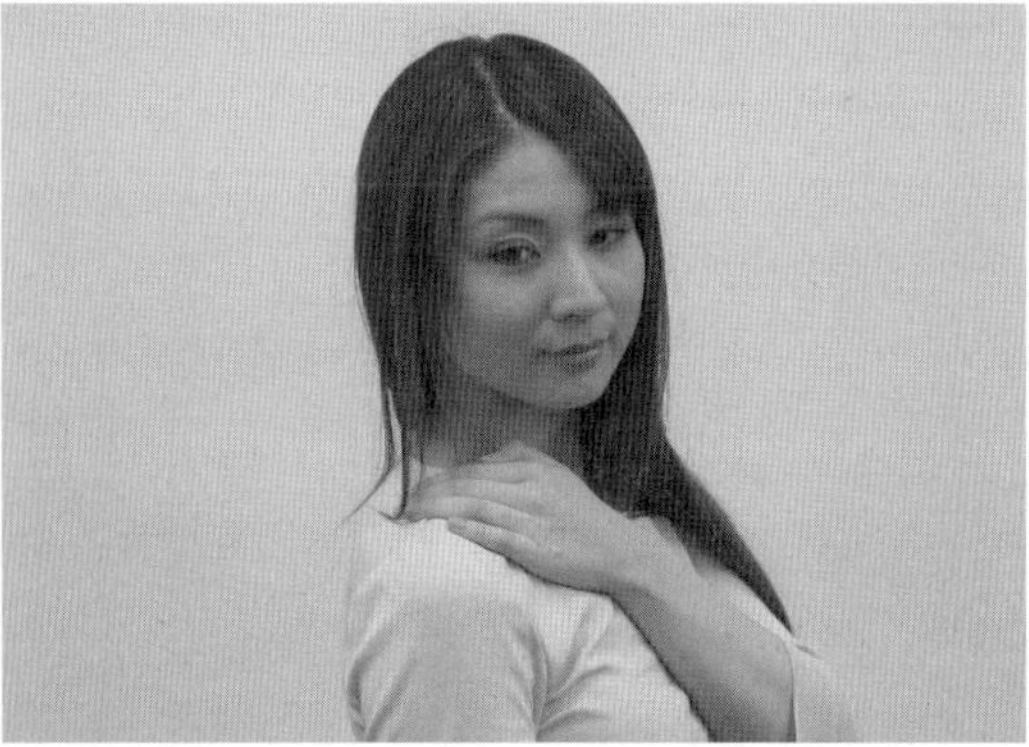

陽白のツボへの刺激（134 ページ参照）

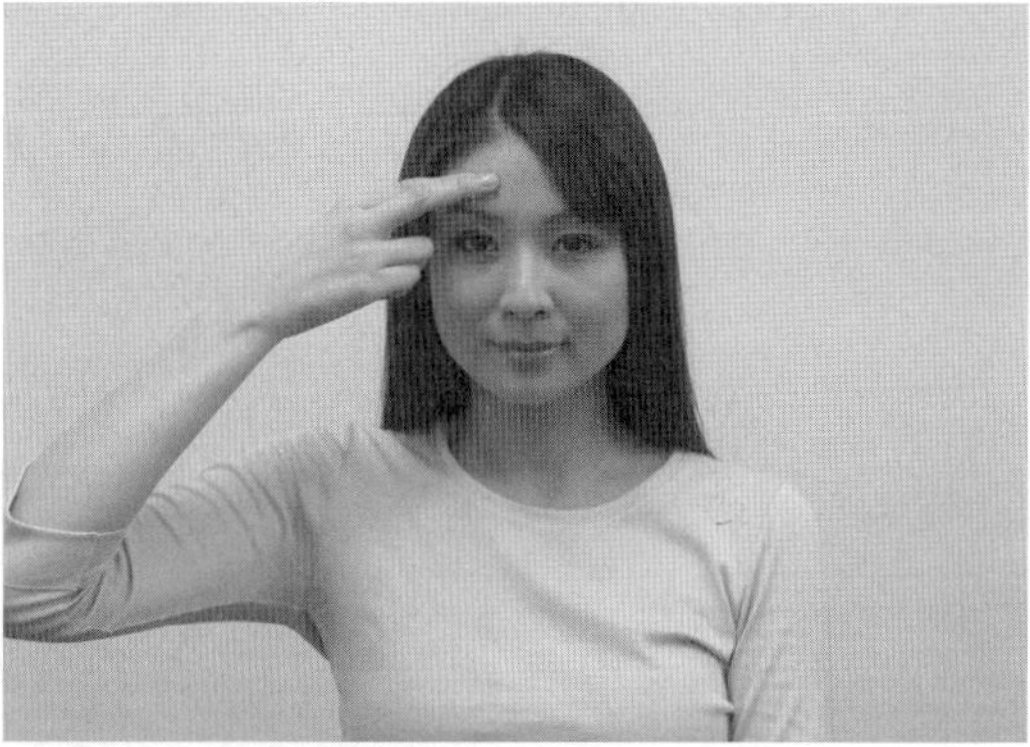

手根部を使った頬のリフトアップ（160 ページ参照）

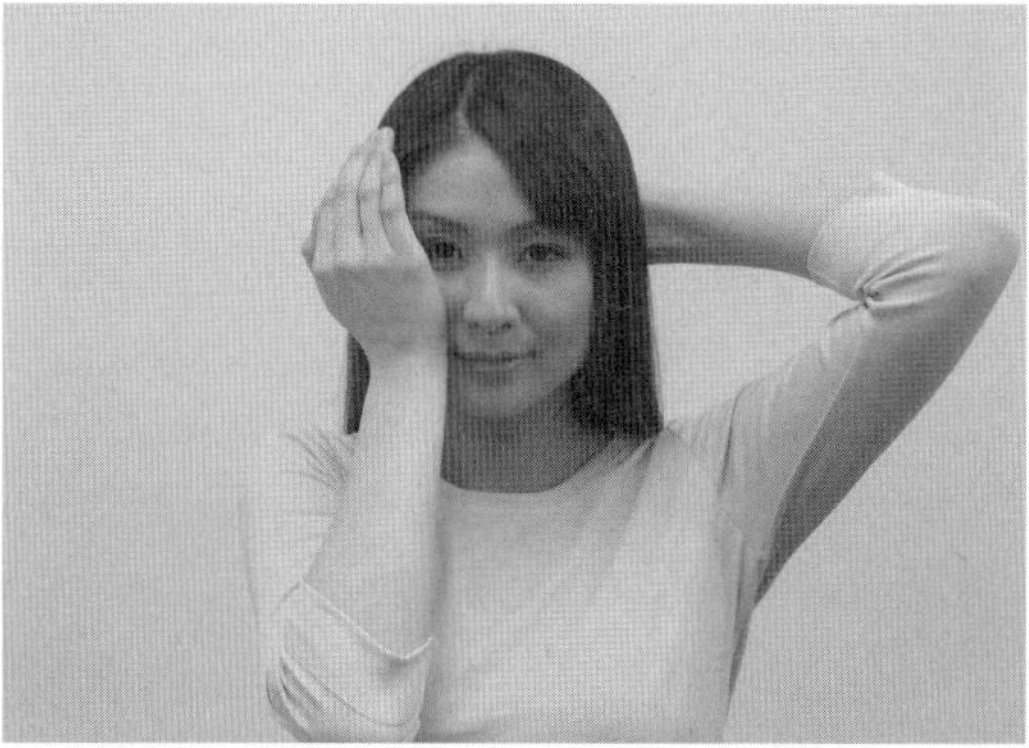

頭蓋骨マッサージを
おこなった前と後（156ページ参照）

前

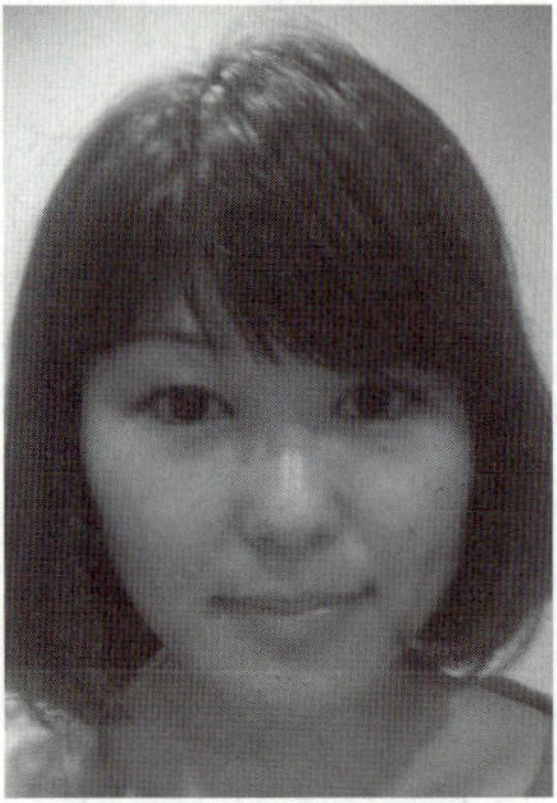

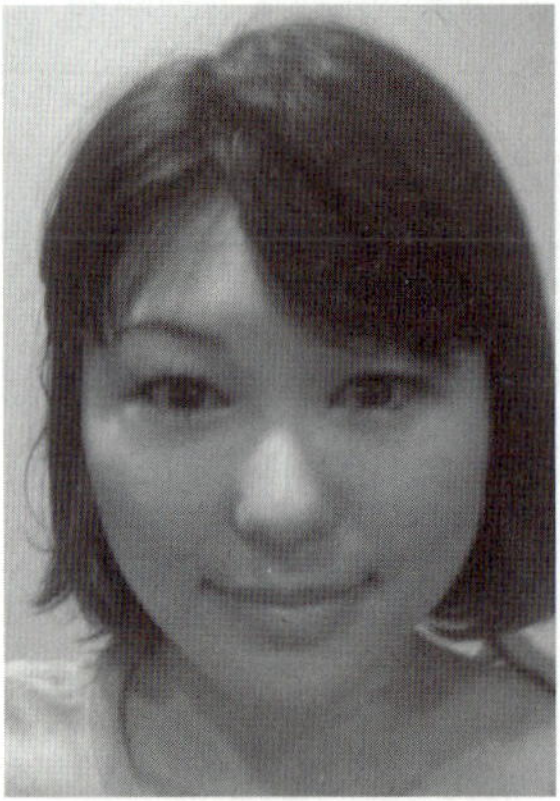

後

# マッサージの強さ・回数

第3章の77ページ「6つのチェックポイント」でも紹介しますが、人には骨や縫合部が左右一対で存在します。

そこで、それぞれのゆがみ具合をチェックします。ふつうは痛みがあるほうがゆがんでいる側のはずです。また、どちらかわからない場合は、下がっているほうがゆがんでいる側になります。

マッサージをおこなう場合は、**ゆがんでいる側をゆがんでいない側よりも3倍多く**マッサージします。

マッサージの強さは、「**ちょっと痛いけど、気持ちいいくらいの強さ**」でおこないます。

はじめての場合は、マッサージをして、すぐにゆがみが改善されることは少ないかもしれません。そこで、痛みがとれるまで、つまり、ゆがみが改善されるまでマッサージをおこなうことになります。

症状にもよりますが、1日に5分から10分、毎日マッサージを続けてみてください（時間はもっと長くてもかまいません）。痛みやゆがみがなくなってくることを実感できることでしょう。

また、症状が改善される前兆として、「痛い」「だるい」といった症状が出ることがあります。これを「好転反応」といいますが、そこで「前より痛くなった」といって、やめてしまうと元の木阿弥になってしまいます。

自分でマッサージをして、縫合部分や骨のトラブルに見舞われるようなことは、まずないでしょう。

たとえば、あるクライアントは、ほかの治療院で私より体の大きい施術者に頬骨を押さえられ、その上からスタッフにさらに押してもらっても、骨が折れることはなかったそうです。ただ痛くて涙が出ただけだったといわれました。

それよりも、好転反応であるにもかかわらず、「前より痛い、だるいから」とやめるほうが問題です。

これは、いうなれば、今まで動かしていなかった筋肉を突然動かしたときに起こる筋肉痛のようなもので、2、3日もすれば自然と治ります。

# マッサージをするときの注意点は？

マッサージをおこなうときは、次のことに注意しましょう。

・顔を傷つけないようにツメを切っておく。
・顔や頭を骨折している場合はしない。
・危険性をともなう目の付近をおこなうときは、特に気をつけてマッサージする。
・顔面部に出血をともなうキズやできものがある場合は、マッサージしない。
・美容整形などで異物を入れている場合はマッサージしない。
・重度のめまいや吐き気などの症状を持っている人はしない。

## 不調を改善し、より美しくなって夢と希望を持つ！

「今はそんなこと考えられない」という言葉を、よく口にする方はいらっしゃいませんか。

たとえば、慢性的な頭痛、眼精疲労、首や肩のこりなどが原因で、仕事はなんとかできるけど、ほかのことを考える余裕なんてとても持てないという方はいませんか。

この本で紹介する頭蓋骨マッサージが、そんな方々のお役に立てればと願っています。

そして、心に余裕が生まれ、夢や希望を抱き、大きく飛躍していただくことができれば、ほんとうにうれしく思います。

さあ次章から、マッサージ実践編に進みましょう。

## 頭蓋骨マッサージの効果 ― 眼精疲労に効く ―

私は毎日10時間以上パソコンを使っている仕事なので慢性的に目も疲れ、側頭部がこっている状態でした。ヘッドスパなども試しましたが効果がなく、あきらめていたところに武富さんに出会いました。施術後は目も頭もすっきりして帰れます。疲れがたまるたびにとってもらうのが習慣になりました。

山口功一郎

# 第3章

## 頭蓋骨マッサージ実践編①

# 体の痛みと疲れが消える！

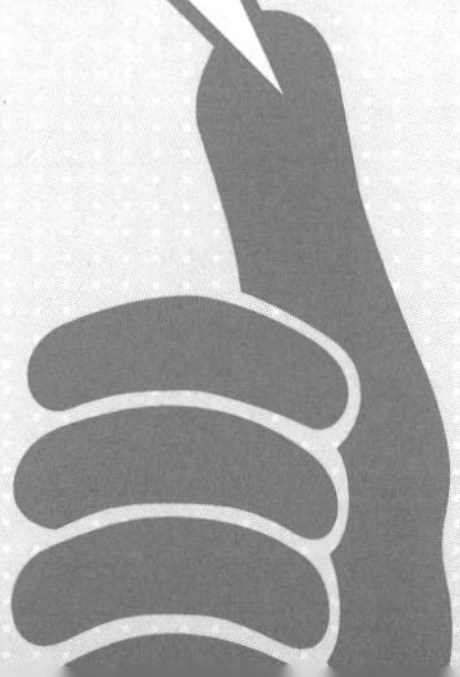

# どこにゆがみがあるかチェックする

頭蓋骨マッサージでは、まず自分の頭や顔全体のバランスを確認して、ゆがみのある箇所をチェックします。

その方法は、顔全体の左右のバランスを、次ページの6つのポイントについて2本指（人差し指と中指）でこする、あるいは押して、チェックしてみましょう。

これは人にやってもらってもいいのですが、鏡をみながら自分でおこなったほうがいいでしょう。

頭蓋骨マッサージは人に施術してもらうのではなく、自分でできるセルフ・マッサージです。これから紹介するマッサージも、みなさんが自分でおこなえるように説明していきます。

◆6つのチェックポイント

①目の高さと大きさ
②頬骨《きょうこつ》の横への出っぱり
③頬骨の高さ
④頬のたるみ具合
⑤耳の後ろの骨（乳様突起《にゅうようとっき》）の高さ
⑥後頭部のくぼみの横の骨

①～⑥のそれぞれのポイントについて、左右どちらかが下がっていたり、出っぱっていたり、あるいは、ずれていないか確認しましょう。

①～⑥のアンバランスは、それぞれのページのマッサージを実践することで軽減、解消することができます。

①目の高さと大きさ ↓ 130ページ／185ページ

②頬骨の横への出っぱり↓183ページ
③頬骨の高さ↓163ページ
④頬のたるみ具合↓102ページ／161ページ
⑤耳の後ろの骨の高さ↓102ページ
⑥後頭部のくぼみの横の骨↓103ページ

重要なことなのでもう一度いいますが、**ゆがんでいる側を3倍多くマッサージする**ことが大切です。また、通常はゆがんでいる側に痛みがあると思いますが、はっきりしない場合は、下がっている側をメインにマッサージします。

これで頭や顔全体のゆがみを改善できますが、次項からは体の痛みや疲れの症状に応じたマッサージ法を紹介していきます。

## ゆがみのチェック項目

❶ 目の高さと大きさ

❷ 頬骨の横への出っぱり

❸ 頬骨の高さ

❹ 頬のたるみ具合

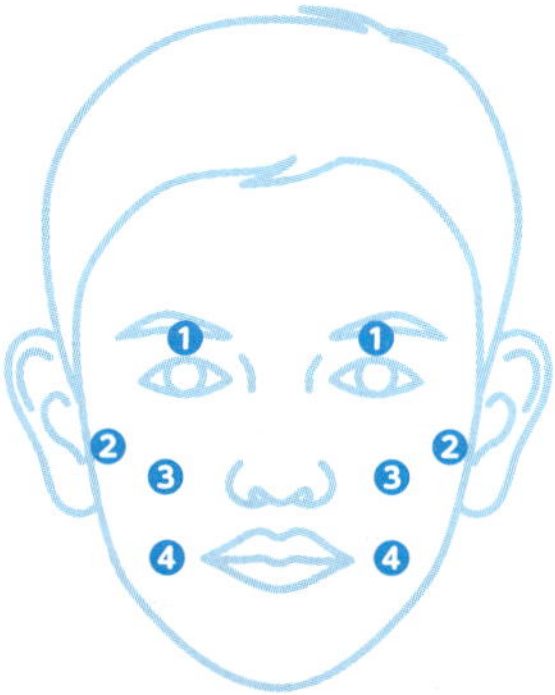

❺ 耳の後ろの骨（乳様突起）の高さ

❻ 後頭部のくぼみの横の骨

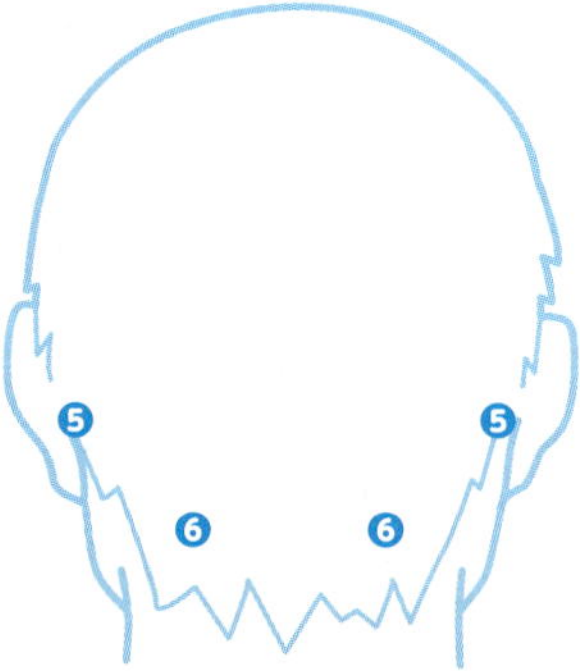

# 前頭部の痛みをとる①

前頭部の痛みをとるマッサージとして、縫合部のマッサージ（①）と、ツボを刺激する方法（②）の2つを紹介します。まずは、冠状《かんじょう》縫合と矢《し》状《じょう》縫合のゆがみをただすことで、前頭部の痛みをとるマッサージです。

①冠状縫合を親指あるいは2本の指で、頭の上のほうに引き上げるようにマッサージします。縫合へのマッサージは、その縫合全体を端から端まで、指をずらしながらマッサージしてください。

②矢状縫合を親指あるいは2本の指で、左右にこするようにして動かしながら、縫合全体をマッサージします。

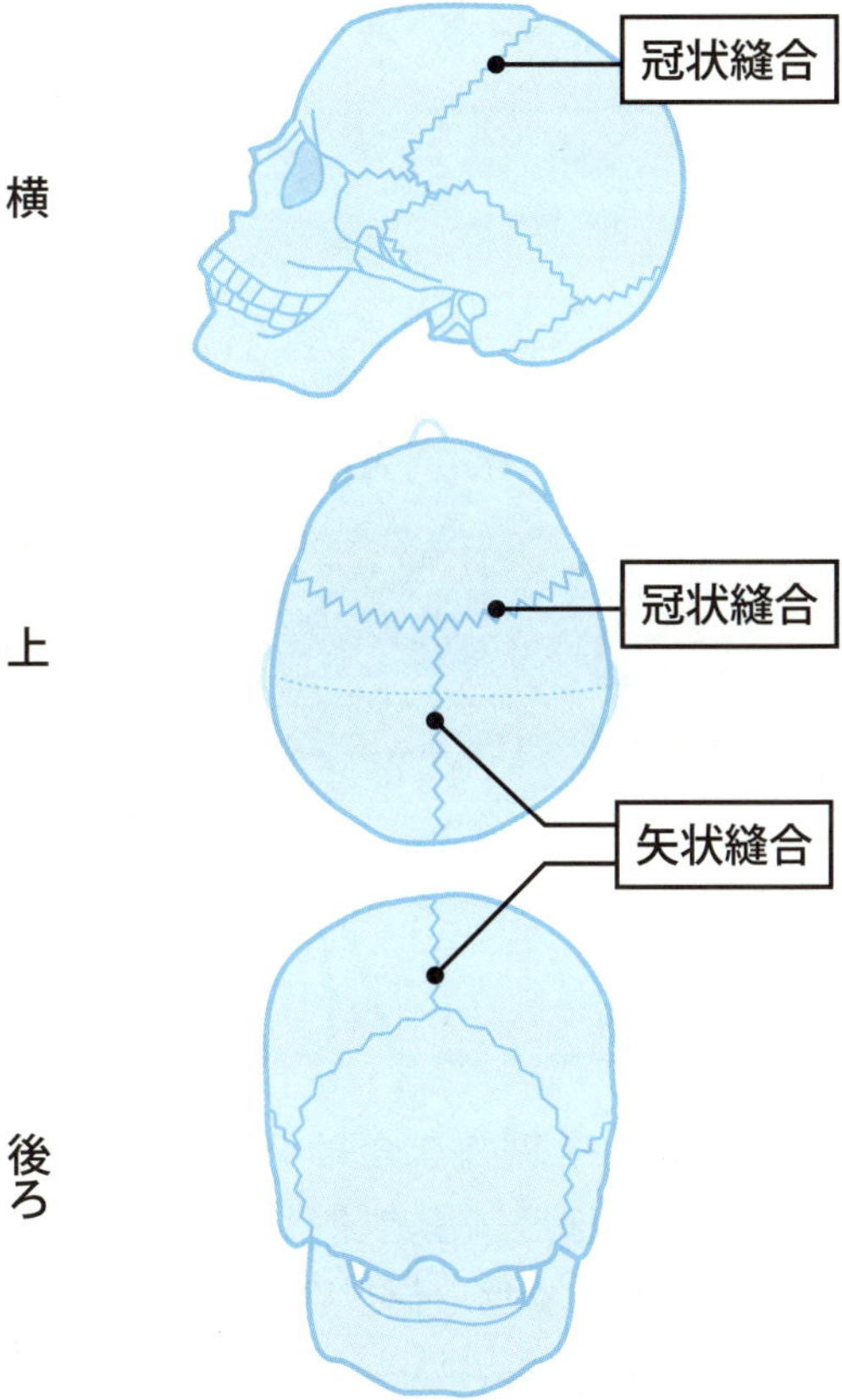
冠状縫合
横
冠状縫合
上
矢状縫合
後ろ

# 縫合部のマッサージ①

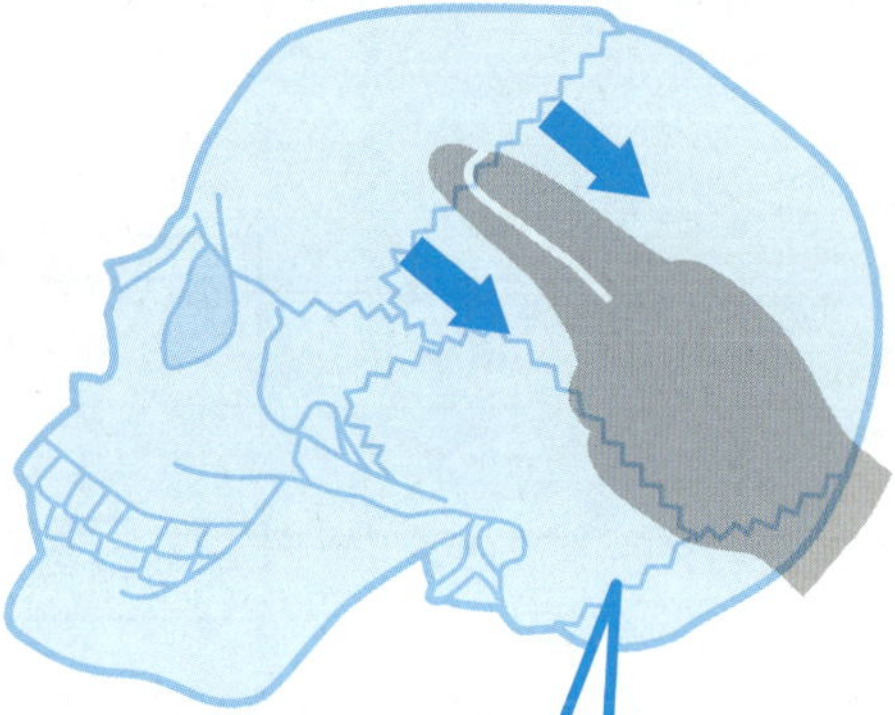

冠状縫合を親指または２本の指で、頭の上のほうに引き上げるように縫合全体をマッサージする。

# 縫合部のマッサージ②

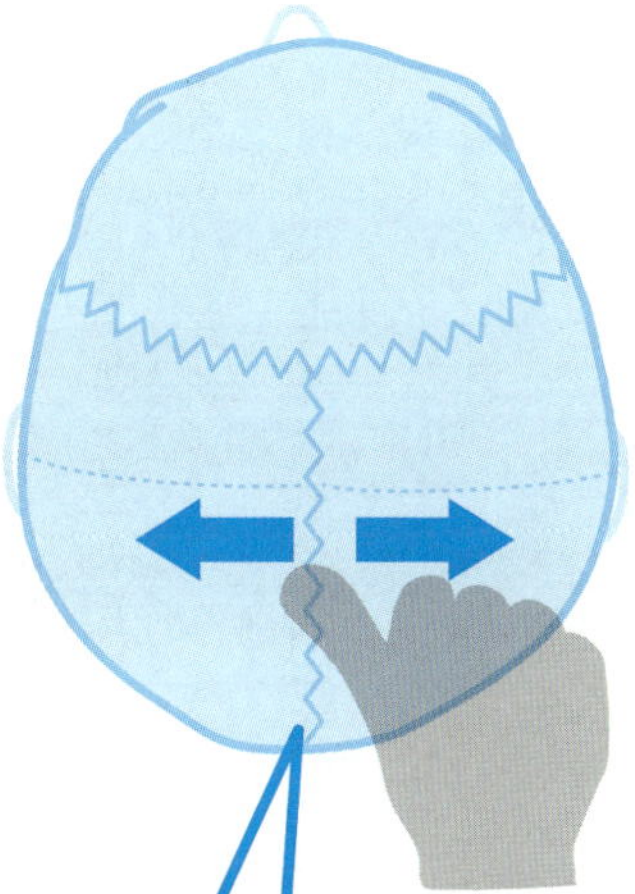

矢状縫合を親指または２本の指で、左右にこするようにして動かしながら、縫合全体をマッサージする。

# 前頭部の痛みをとる②

ツボを刺激する方法は「陽白《ようはく》」と「神庭《しんてい》」というツボを利用して、前頭部の痛みをとる方法です。

①眉の中央の上のくぼみにある2箇所の陽白を、親指か2本の指で、左右にこするか、円を描くようにグリグリこすります。

②前髪の生えぎわから指の幅1、2本程度上にある神庭を、親指か2本の指で、左右にこするか、円を描くようにグリグリこすります。

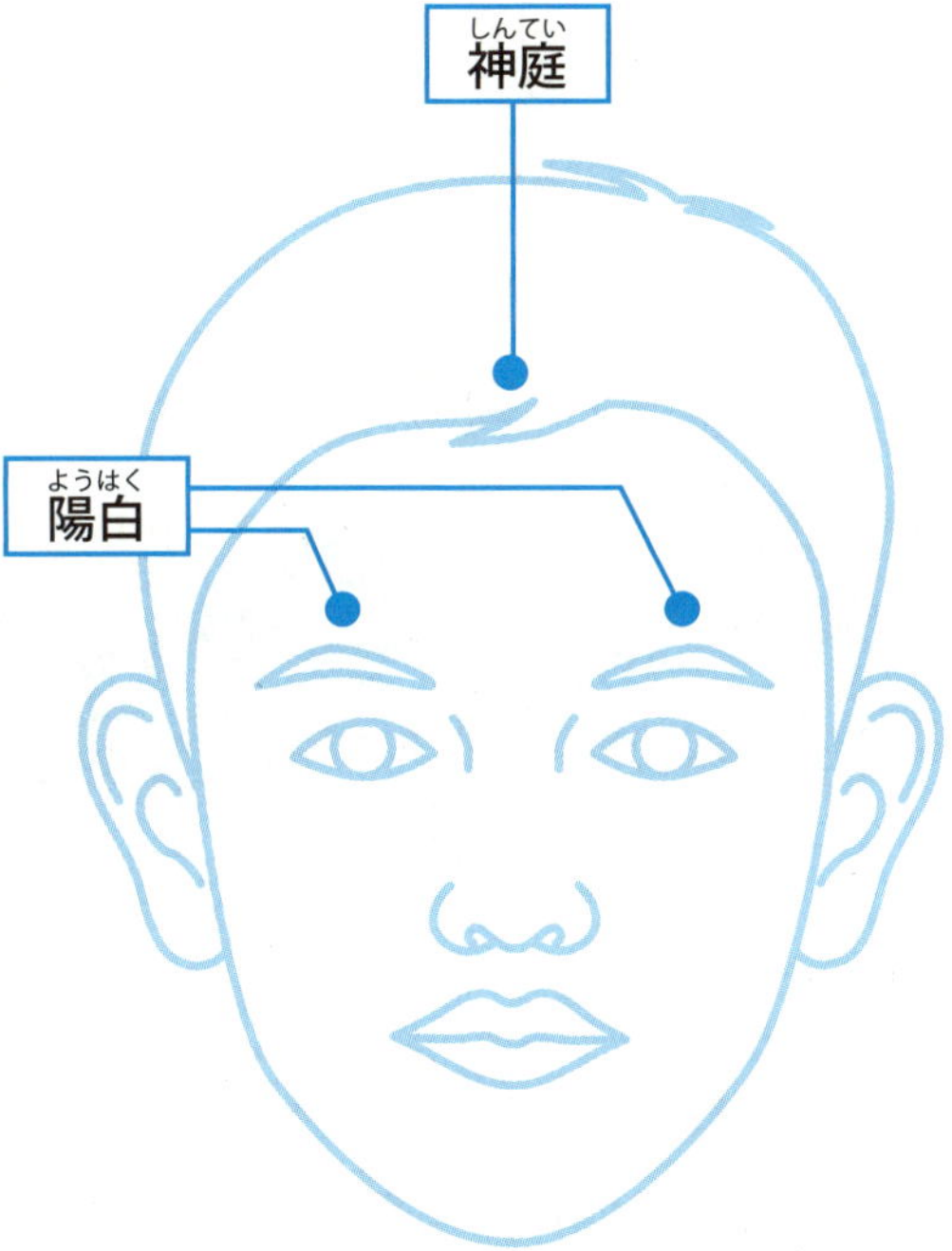
神庭《しんてい》
陽白《ようはく》

# ツボを刺激する①　陽白

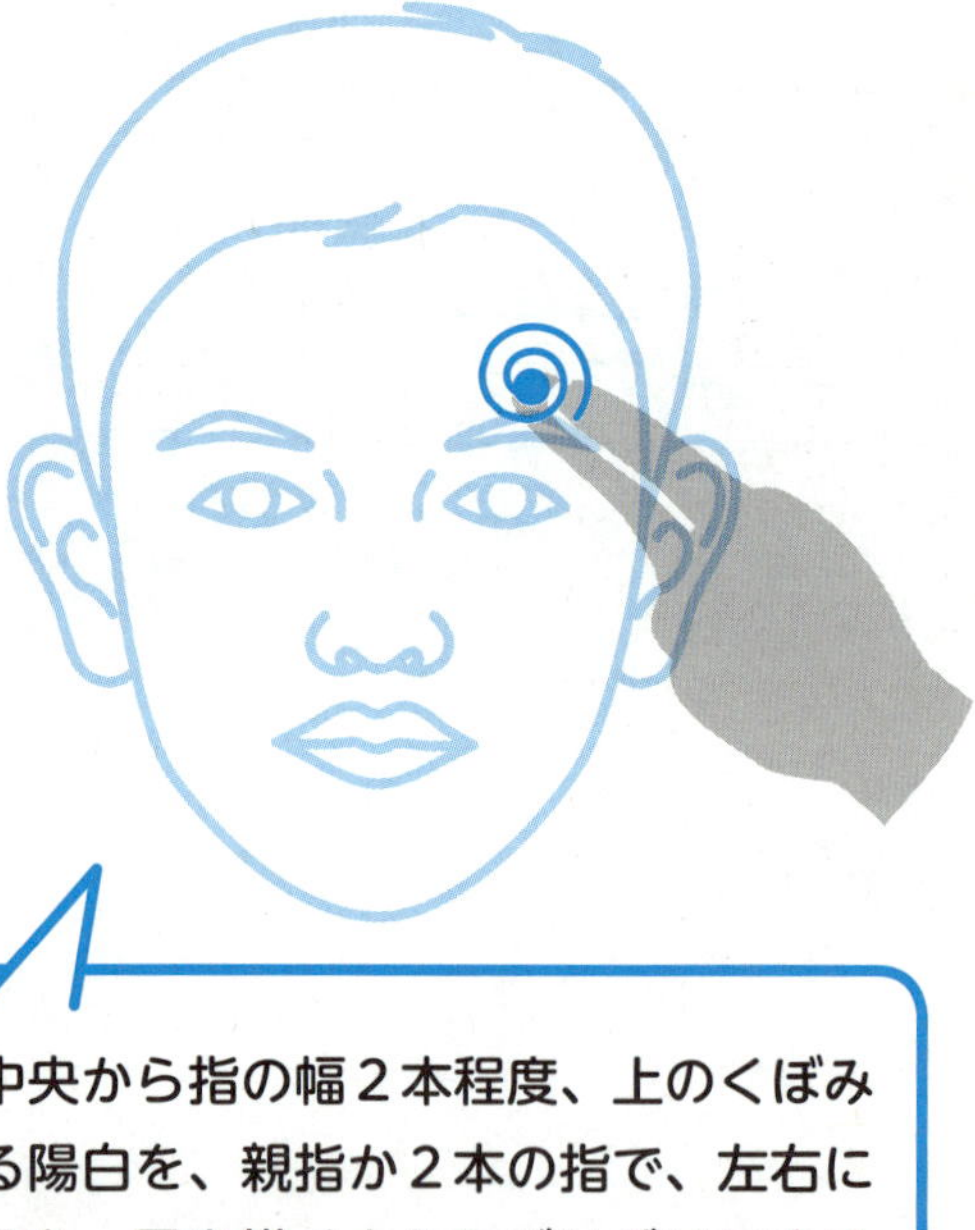

眉の中央から指の幅２本程度、上のくぼみにある陽白を、親指か２本の指で、左右にこするか、円を描くようにグリグリこする。

# ツボを刺激する② 神庭

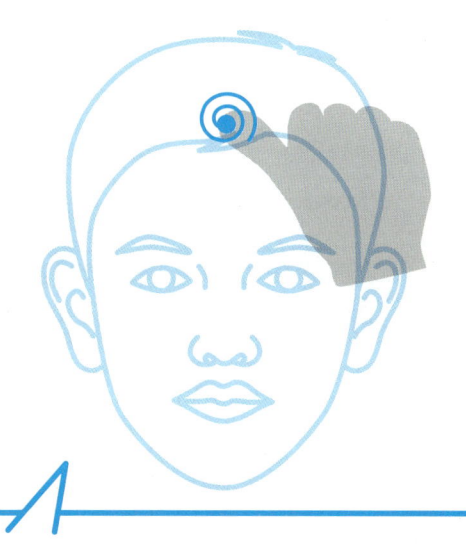

前髪の生えぎわから指の幅1、2本程度上にある神庭を、親指か2本の指で、左右にこするか、円を描くようにグリグリこする。

# 側頭部の痛みをとる①

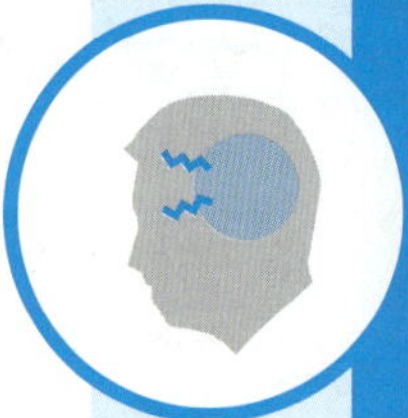

側頭部の痛みをとるマッサージは、縫合部のマッサージ（①）、ツボを刺激する方法（②）、トリガーポイントを刺激する方法（③）の3つを紹介します。

①鱗状《りんじょう》縫合付近のこめかみにいちばん近い部分（★）は、ゆがみが起こりやすい箇所です。そこを親指で引き上げるようにマッサージします。

②鱗状縫合のもっとも後頭部に近い出っぱった部分（◎）を手のひらのつけ根部分（手根部）で押し上げます。親指より手根部を使ったほうが、力を入れることができます。

## 縫合部のマッサージ

①鱗状縫合のこめかみにいちばん近い部分（★）を親指で引き上げるようにマッサージする。

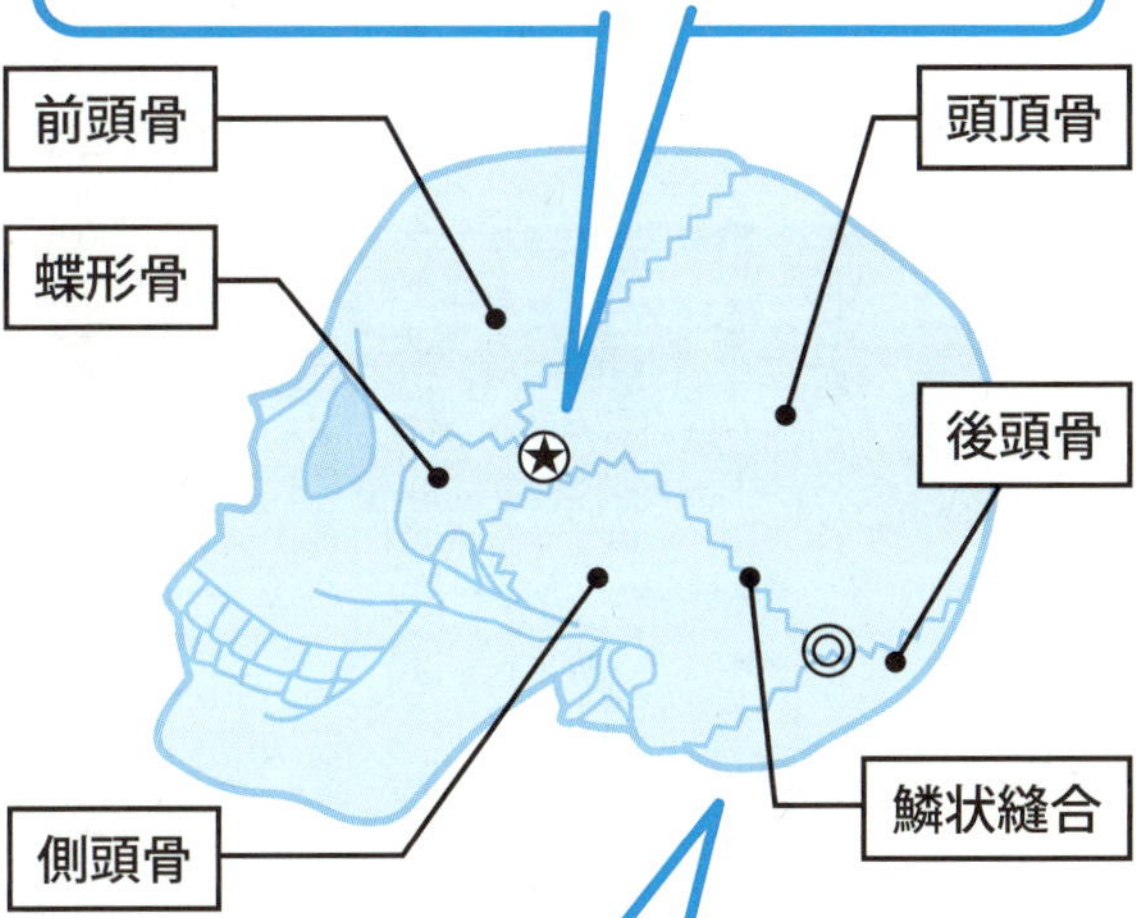


②鱗状縫合のもっとも後頭部に近い出っぱった部分（◎）を手根部で押し上げる。

# 側頭部の痛みをとる②

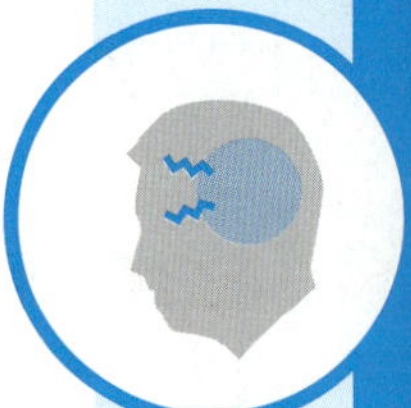

側頭部の痛みをとるため、ここでは3つのツボを利用した方法を紹介します。

側頭部で耳の上の生えぎわあたりにある「角孫《かくそん》」、角孫の少し上にある「率谷《そっこく》」、髪の生えぎわの角よりも少し側頭部に入ったところにある「頭《ず》維《い》」というツボを、それぞれ親指か2本の指（人差し指と中指）で押します。

# ツボを刺激する① 角孫

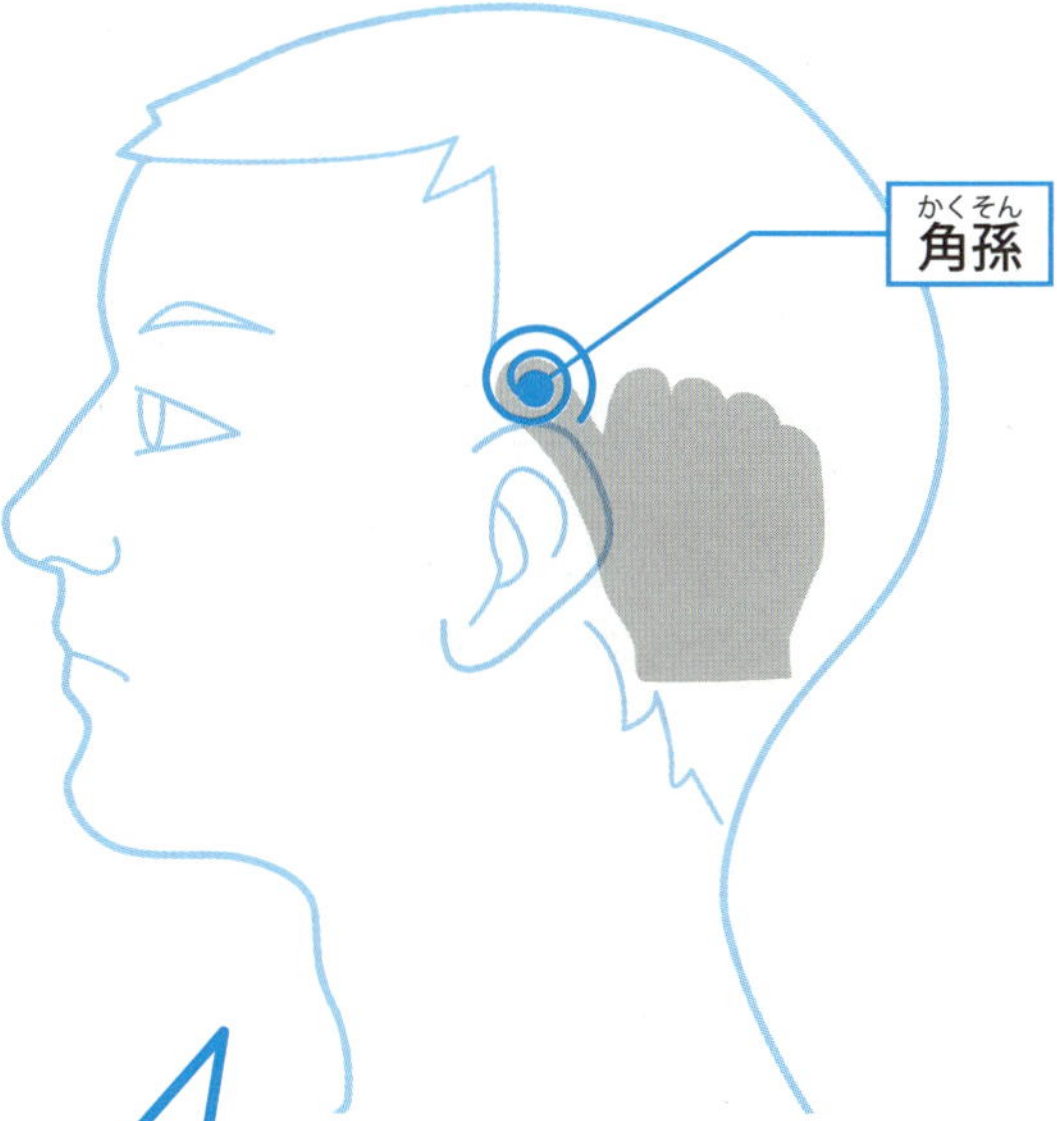


側頭部で耳の上の生えぎわあたりにある角孫を、親指か２本の指で押す。

# ツボを刺激する② 率谷

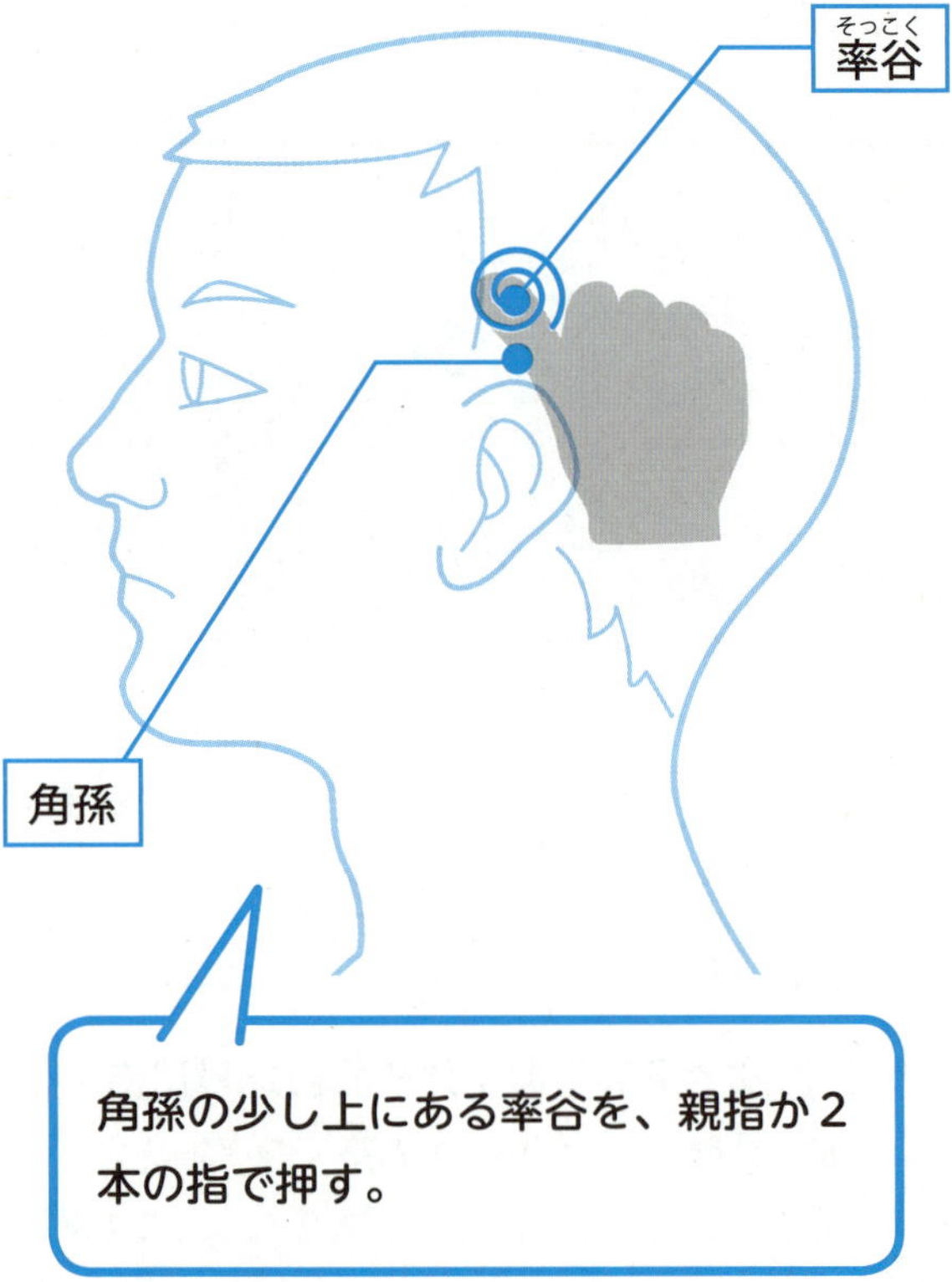


角孫の少し上にある率谷を、親指か2本の指で押す。

# ツボを刺激する③　頭維

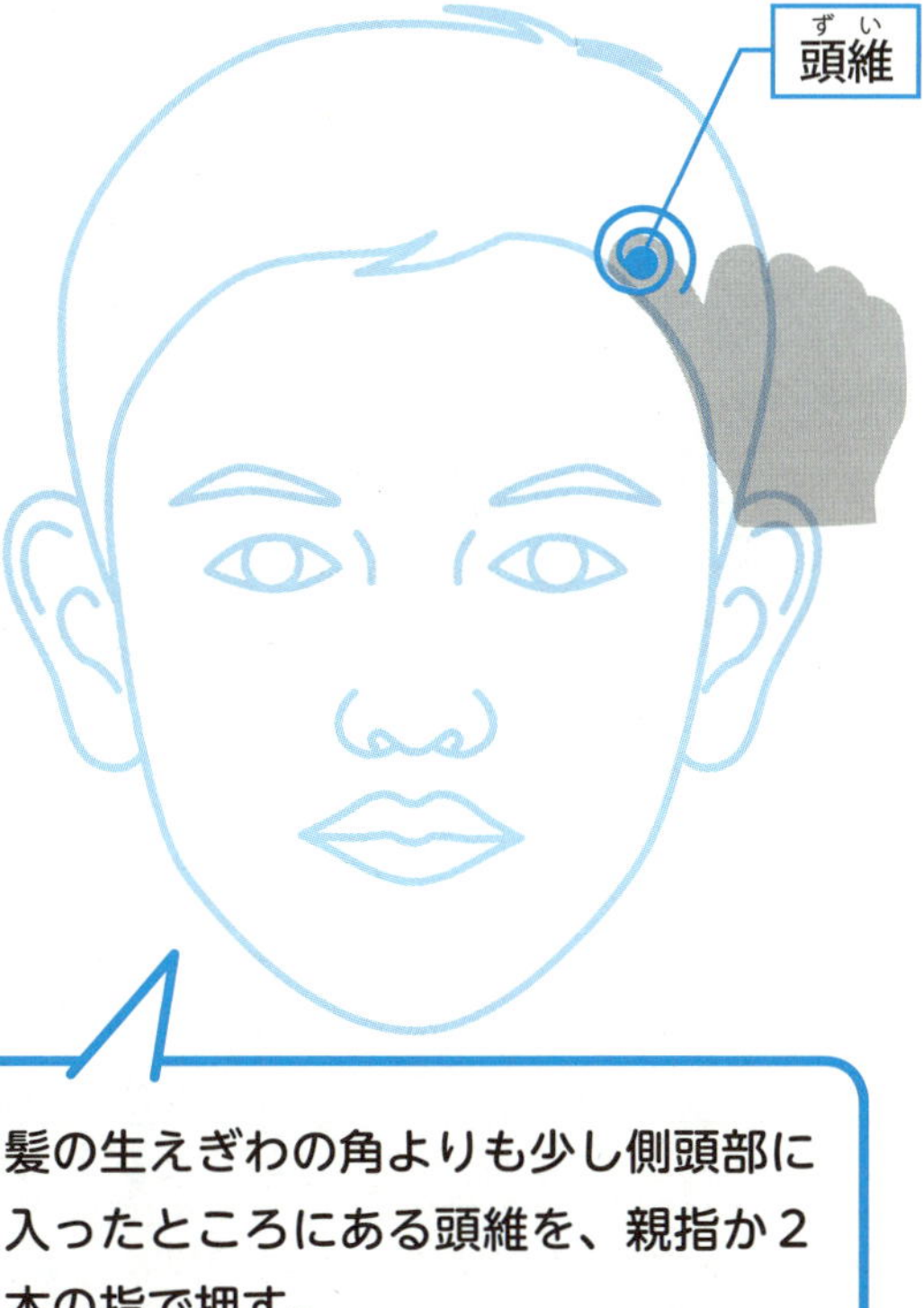


髪の生えぎわの角よりも少し側頭部に入ったところにある頭維を、親指か２本の指で押す。

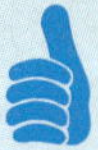

# 側頭部の痛みをとる③

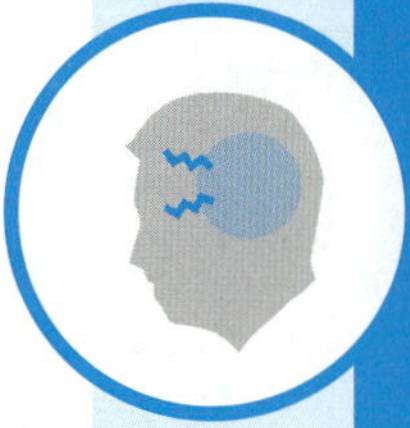

53ページで説明したトリガーポイントへの刺激によって、側頭部の痛みをとる方法を紹介しましょう。

背中側の上のほうから首の部分にかけて「僧帽筋《そうぼうきん》」が広がっていますが、その僧帽筋の肩中央部の少しへこんだ箇所を、反対側の手の2本指（人差し指と中指）で前のほうに引くようにこすります。

あまり強くやりすぎると、筋肉が硬くなるので注意しましょう。

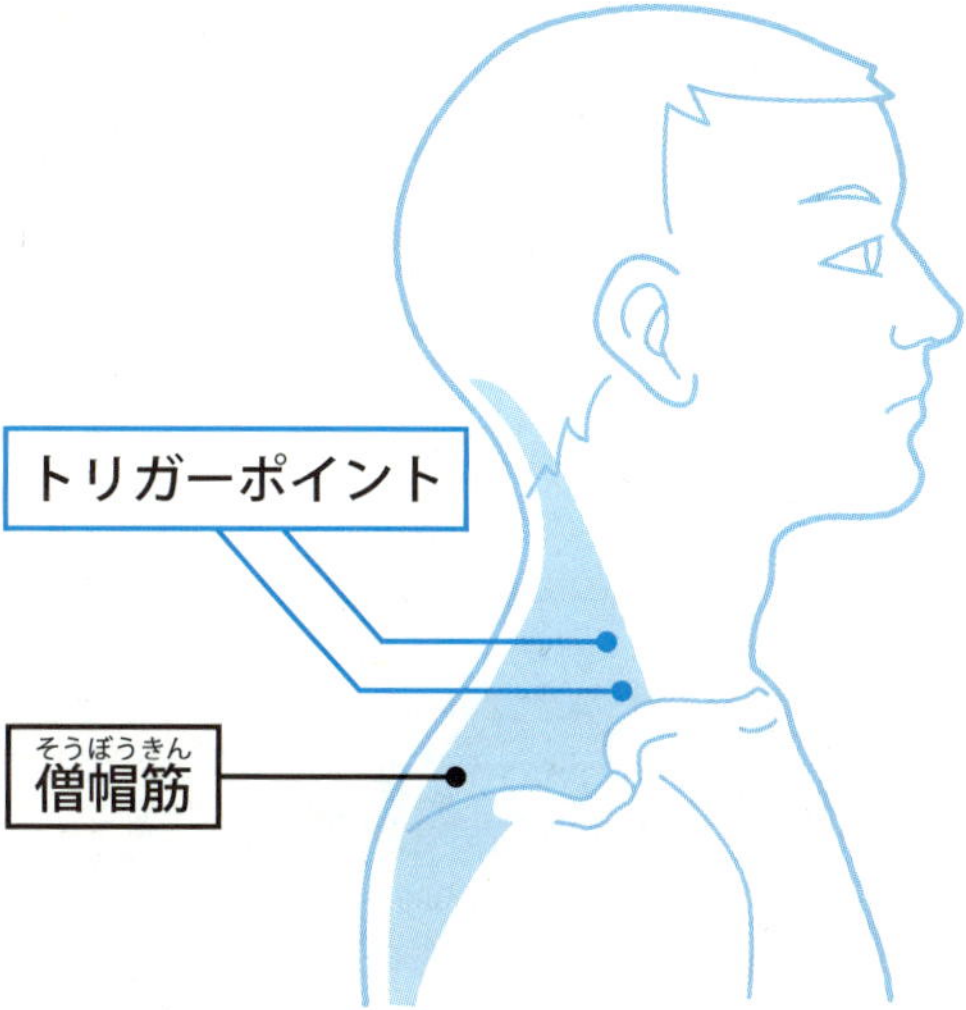
トリガーポイント
僧帽筋《そうぼうきん》

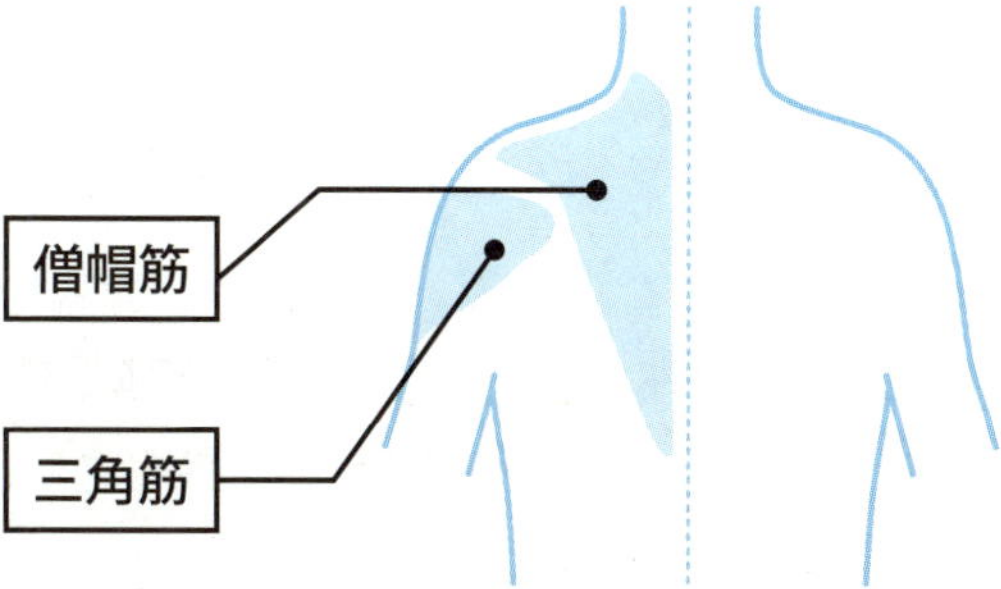
僧帽筋
三角筋

## トリガーポイントを刺激する

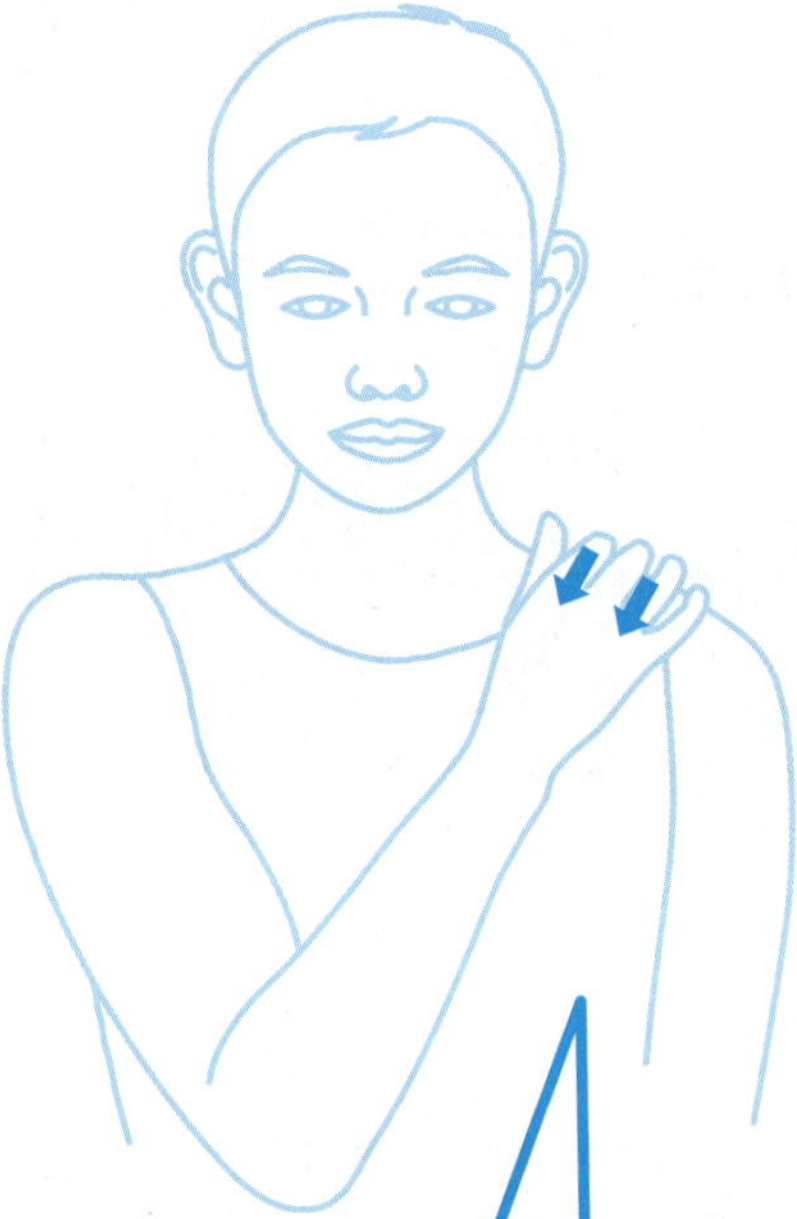

僧帽筋の肩中央部の少しへこんだ箇所を、反対側の手の２本指で前のほうに引くようにこする。

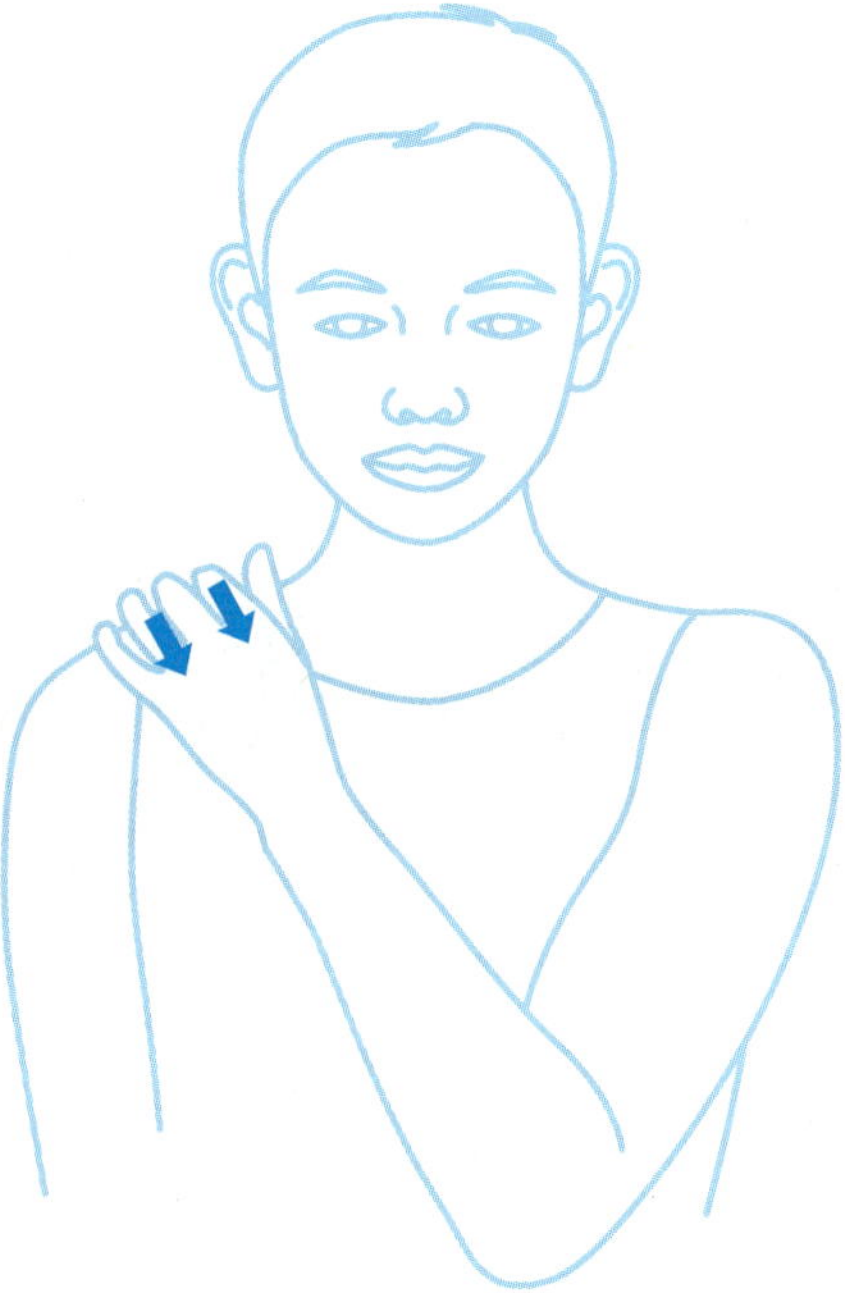

# 前頭部・側頭部の痛みをとる

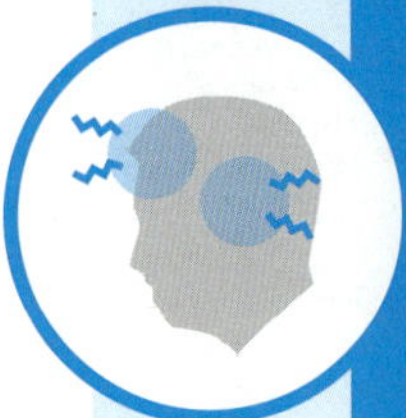

これもトリガーポイントを刺激する方法です。

耳の斜め下あたりにある出っぱった骨から体の中央方向に向かって伸びている筋肉（胸鎖乳突筋《きょうさにゅうとつきん》）を、反対側の手の2本指（人差し指と中指）で、前側に引くようにこすります。指を動かしながら、筋肉全体を刺激します。

この筋肉が張っている人が多くみられます。特に筋肉量の少ない女性は筋肉に負担がかかりやすく、張っている人が多いようです。

## トリガーポイントを刺激する

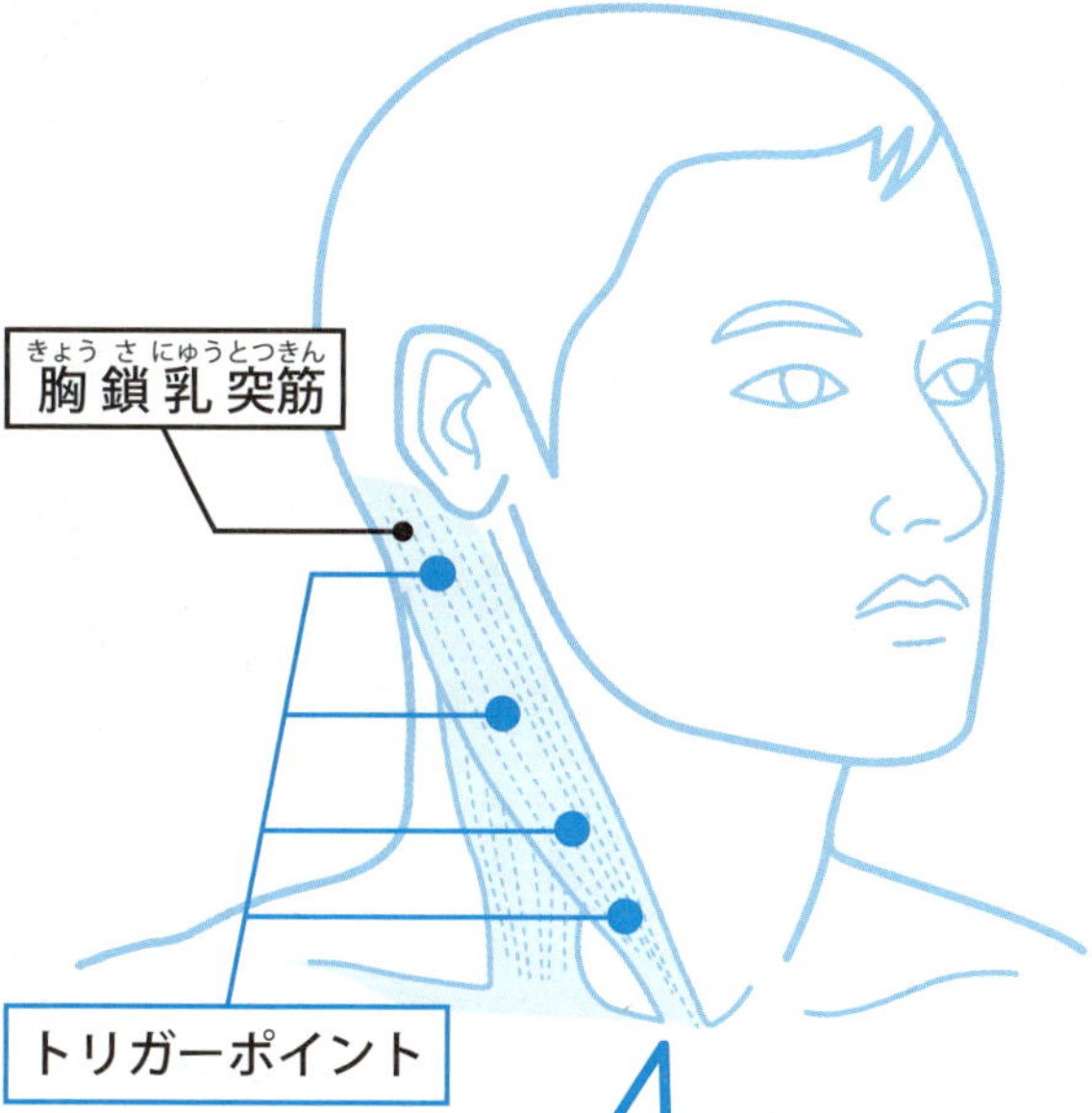


胸鎖乳突筋を反対側の手の２本指で、前側に引くようにこする。指を動かしながら、筋肉全体を刺激する。

# 後頭部の痛みをとる①

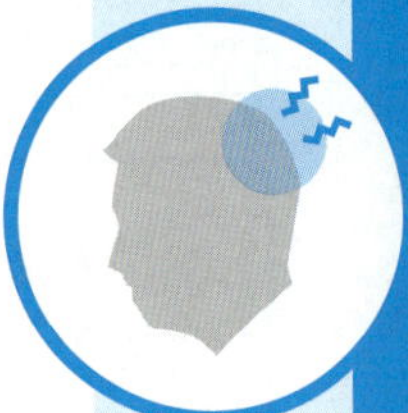

後頭骨と頸椎《けいつい》1番の間隔が狭くなったことで頭痛を起こしている人が多いようです。そこで、次の手順でマッサージをおこないます。

①ラムダ縫合を、同じ側の手の親指、または2本指で、指を動かしながら全体をこすりあげます。

②後頭部にある上項線《じょうこうせん》を、同じ側の親指、または2本指で、指を動かしながら全体をこすりあげます。下がっているほうを多めにします。

③②と同じ要領で、下項線を指を動かしながら全体をこすりあげます。

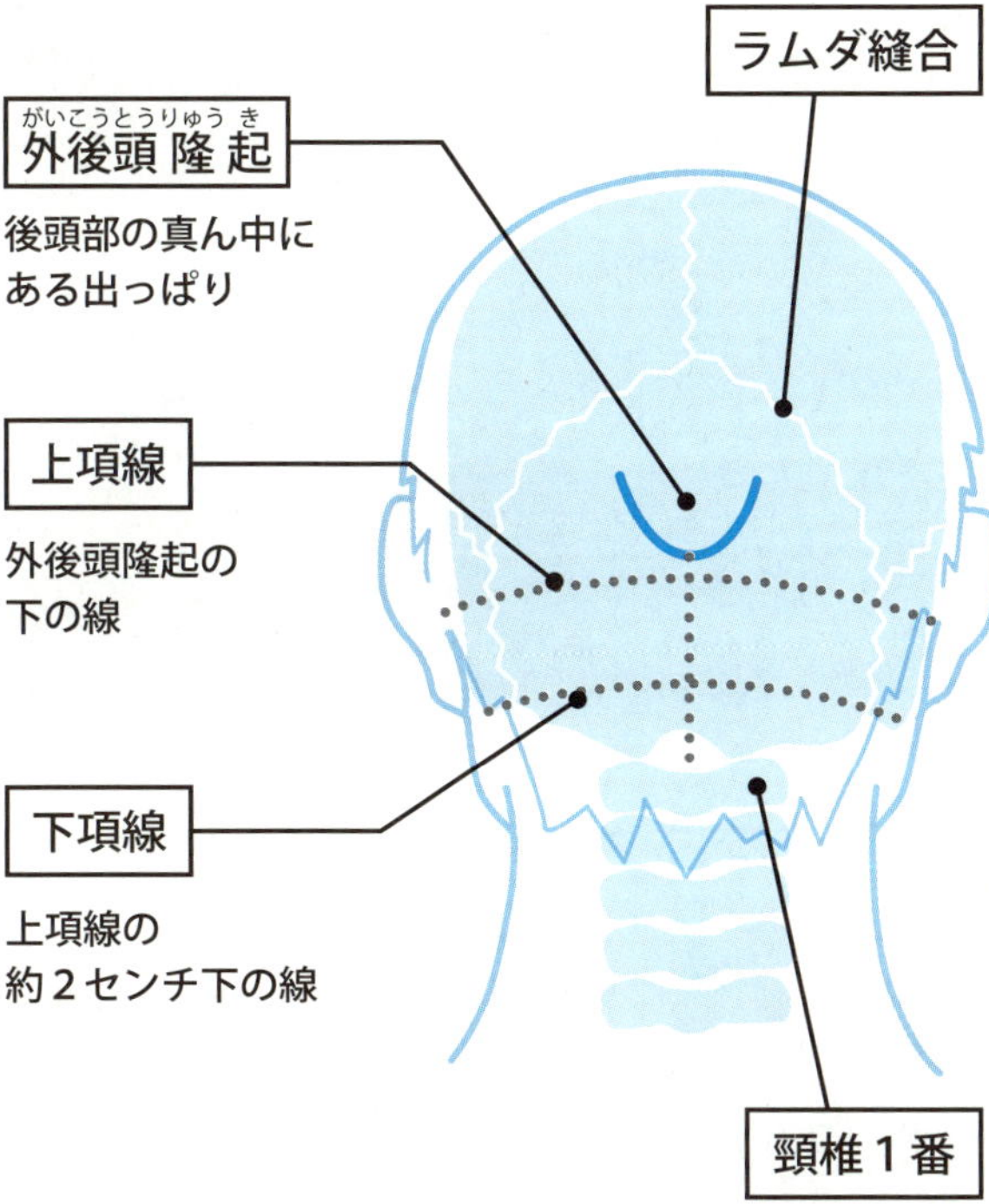
ラムダ縫合
外後頭隆《がいこうとうりゅう》起《き》
後頭部の真ん中に
ある出っぱり
上項線
外後頭隆起の
下の線
下項線
上項線の
約２センチ下の線
頸椎１番

# 後頭部のマッサージ

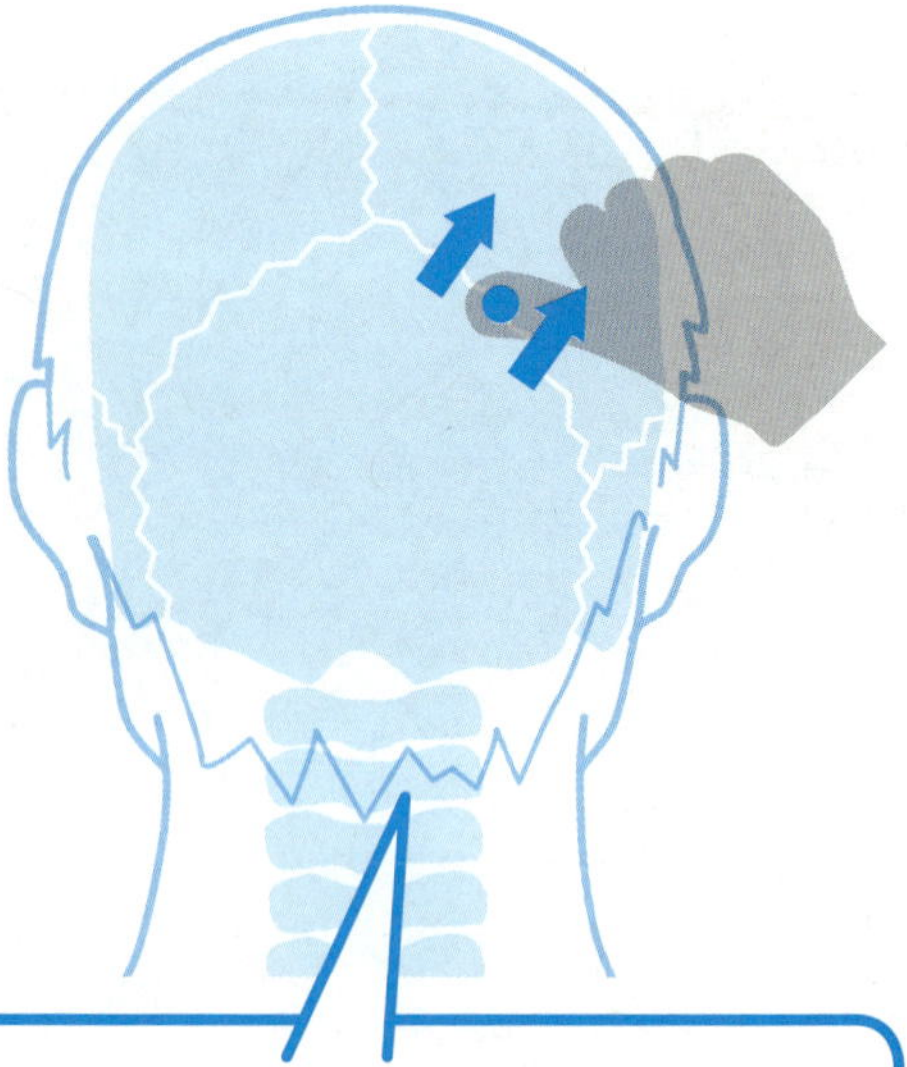

①ラムダ縫合を同じ側の手の親指、または２本の指で、指を動かしながら全体をこすりあげる。

②後頭部にある上項線を、同じ側の親指、または2本の指で、指を動かしながら全体をこすりあげる。下がっているほうを多めにおこなう。

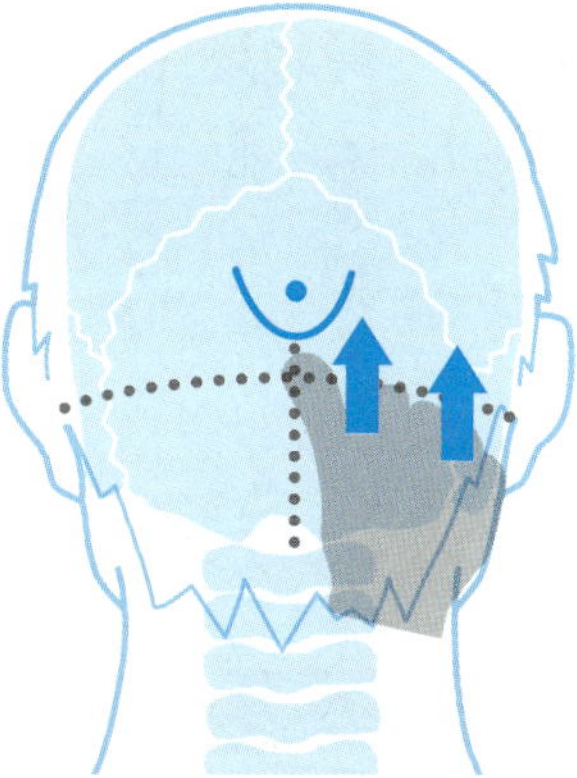

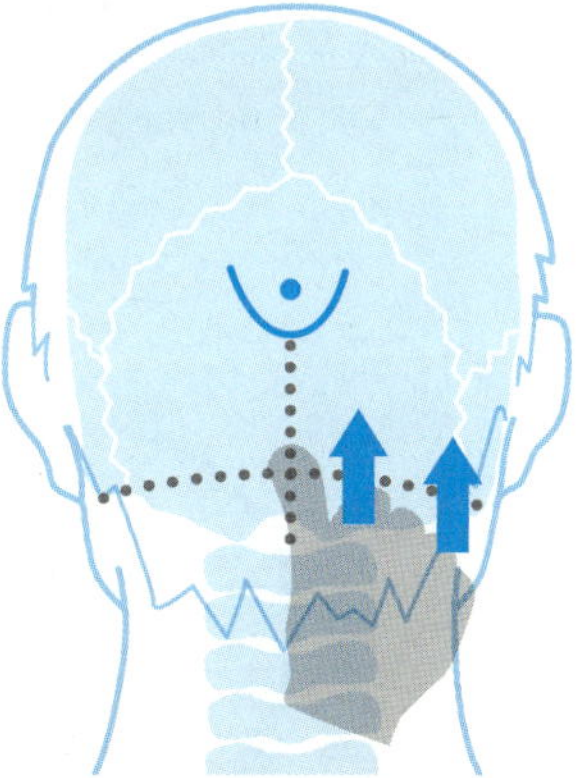

③　②と同じ要領で、下項線を指を動かしながら全体をこすりあげる。

※右か左で下がっているほうを多くおこなう

# 後頭部の痛みをとる②

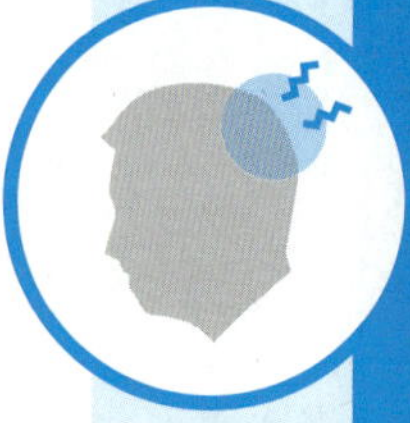

ツボを刺激して、後頭部の痛みをとる方法も紹介しておきましょう。

①後頭部の出っぱり（外後頭隆起）より指の幅４本くらい上にある「後頂《ごちょう》」というツボを、親指か２本指で円を描くようにしながらグリグリと押します。

②後頭部の出っぱりの下のくぼみにある「脳戸《のうこ》」と呼ばれるツボを、同じ要領で刺激します。

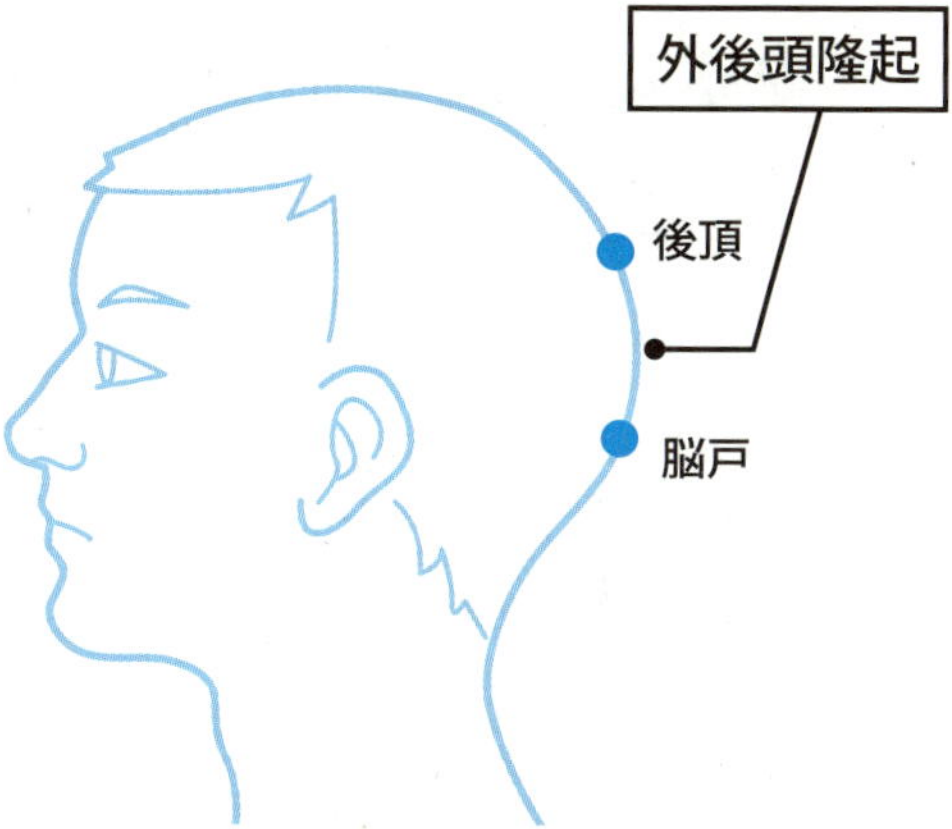
外後頭隆起
後頂
脳戸

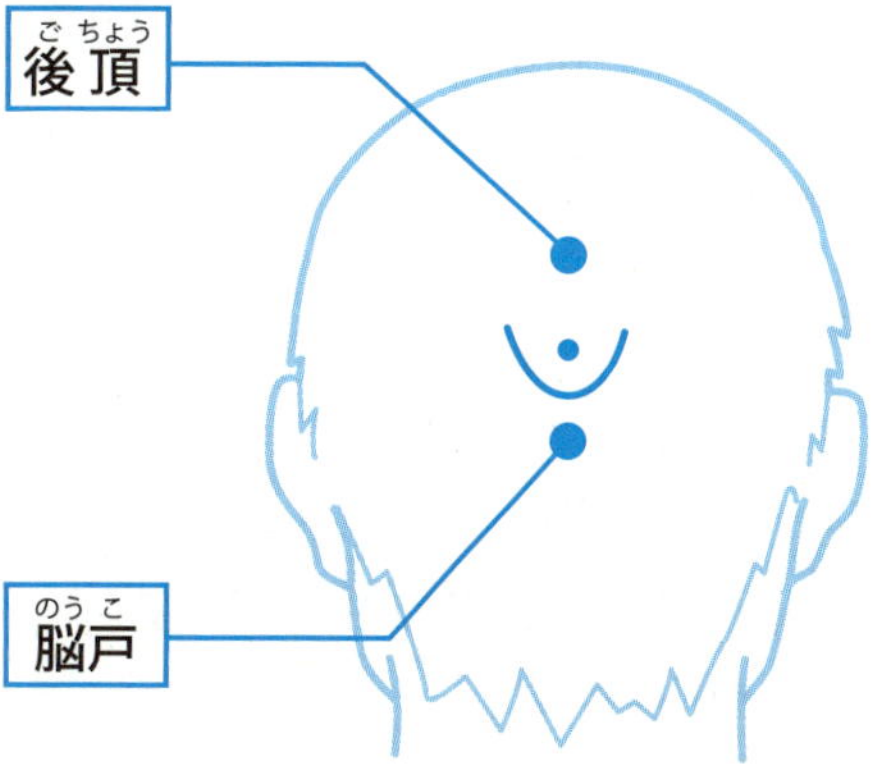
後《ご》頂《ちょう》
脳《のう》戸《こ》

# ツボを刺激する① 後頂

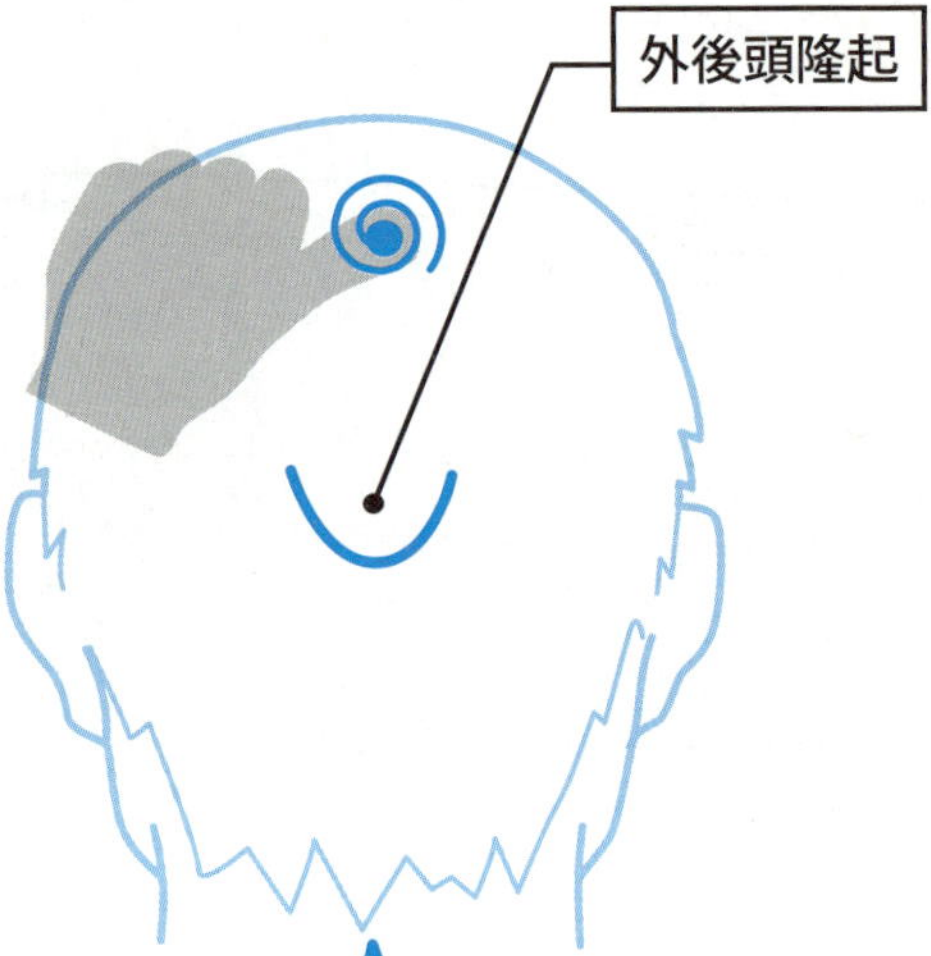


外後頭隆起より指の幅４本くらい上にある後頂を、親指か２本の指で円を描くようにしながらグリグリと押す。

# ツボを刺激する②　脳戸

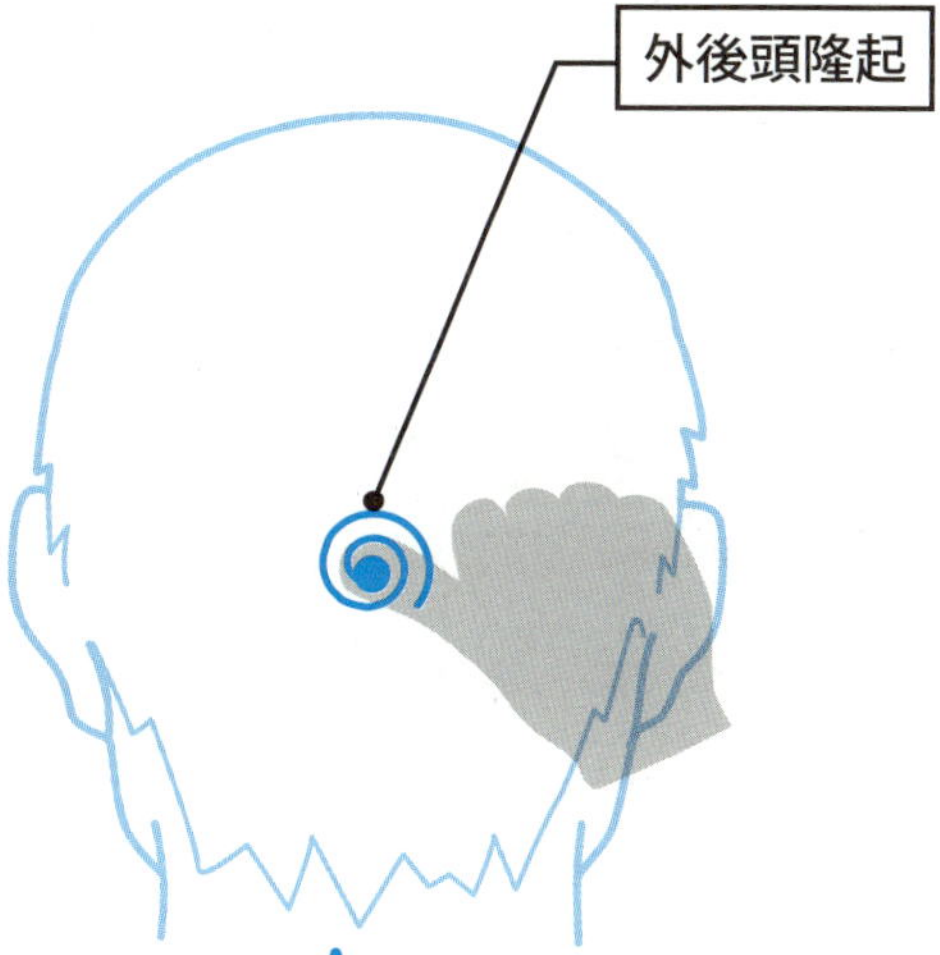


後頭部の出っぱりの下のくぼみにある
脳戸を、同じ要領で刺激する。

# 噛み合わせをよくする①

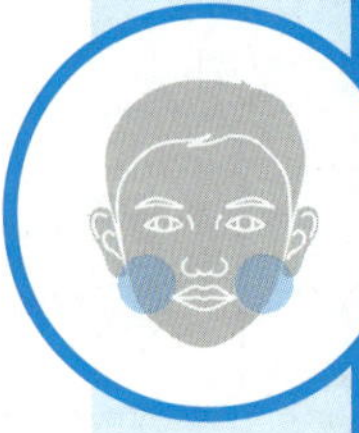

あごの関節が気になる人、噛み合わせに違和感を感じる場合（顎関節《がくかんせつ》症）のマッサージ法です。

①両側の顎関節に手をあてて、口を開けたとき、顎関節が前に動くか後ろに動くかを調べます。

②たとえば、後ろに顎関節が動いた場合は、口を開けた状態で、手のひらのつけ根（手根部）で顎関節を後ろから前に、口を徐々に閉じながら押し込みます。

③前側に動いた場合は、逆に前から後ろへ同じ要領で押し込みます。

# 顎関節のマッサージ①

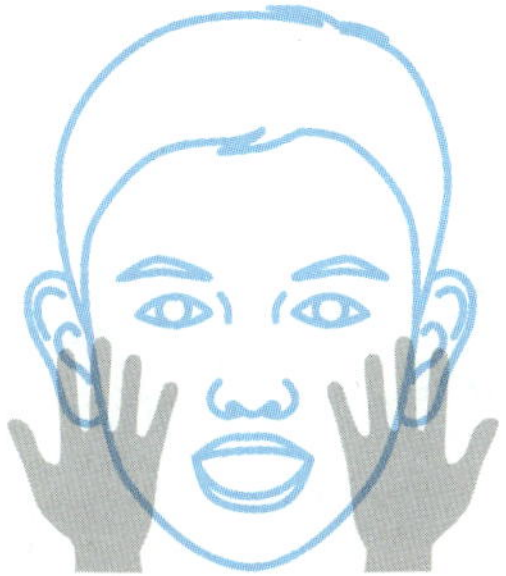

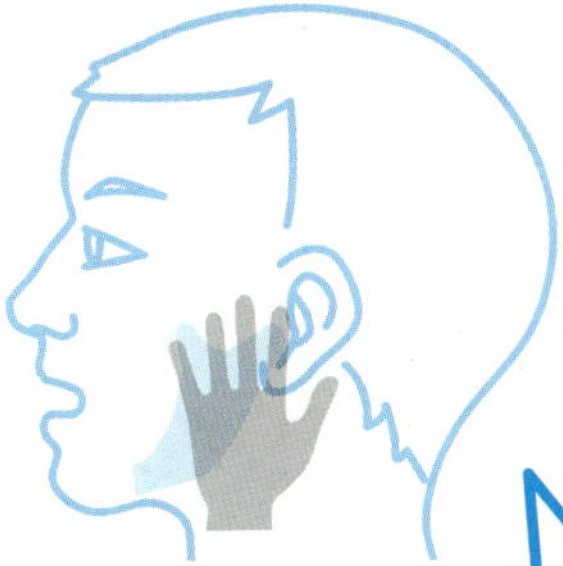

両側の顎関節に手をあてて、口を開けたときに顎関節が前に動くか後ろに動くかを調べる。

## 顎関節のマッサージ②

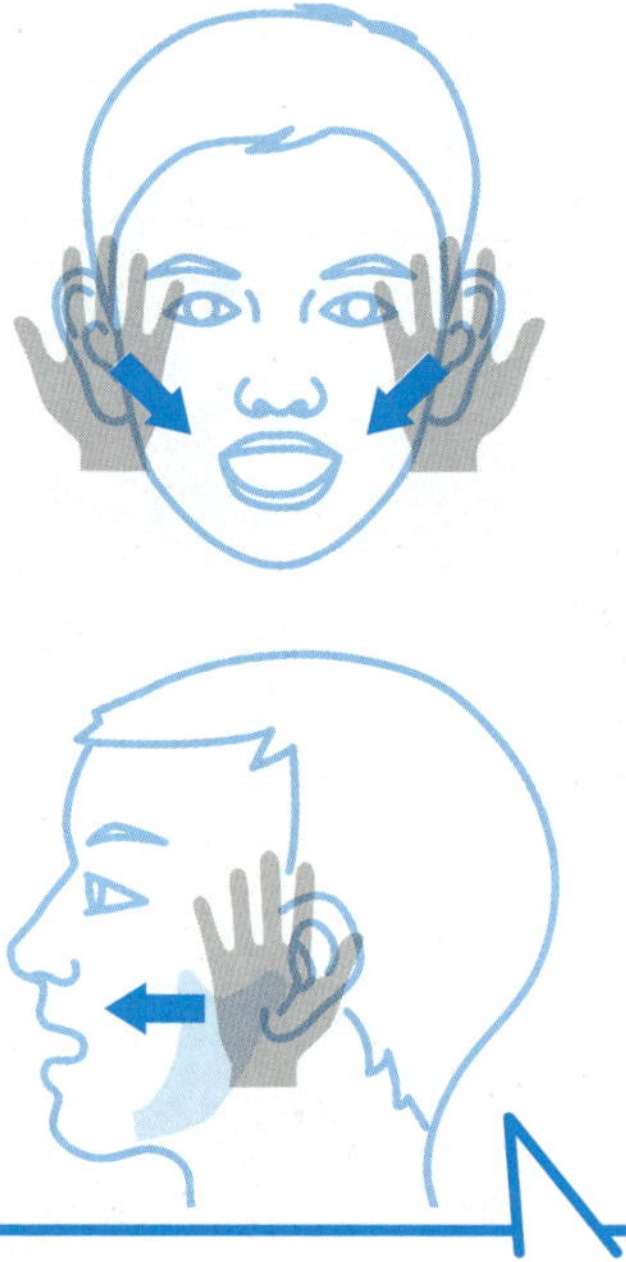

後ろに顎関節が動いた場合は、口を開けた状態で、手根部で顎関節を後ろから前に、口を徐々に閉じながら押し込む。

# 顎関節のマッサージ③

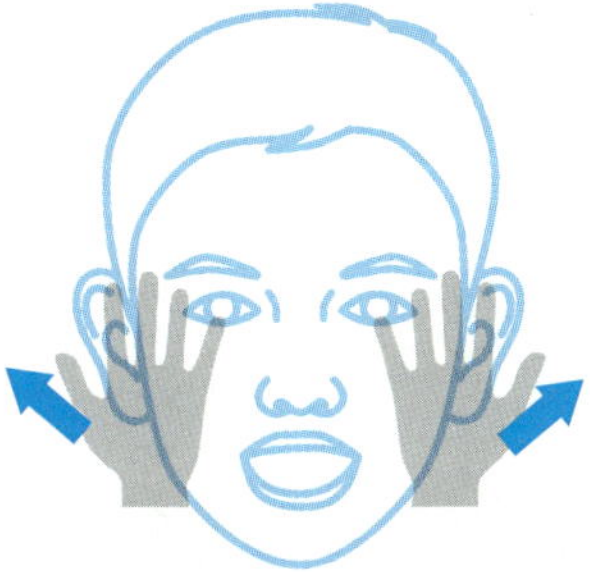

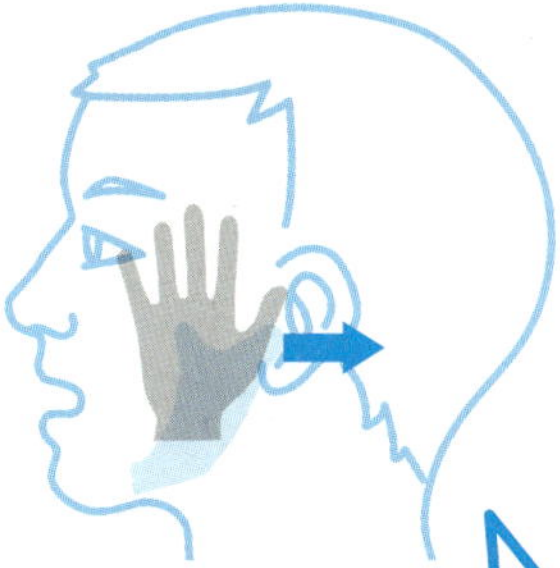

前側に顎関節が動いた場合は、逆に前から後ろへ②と同じ要領で押し込む。

# 噛み合わせをよくする②

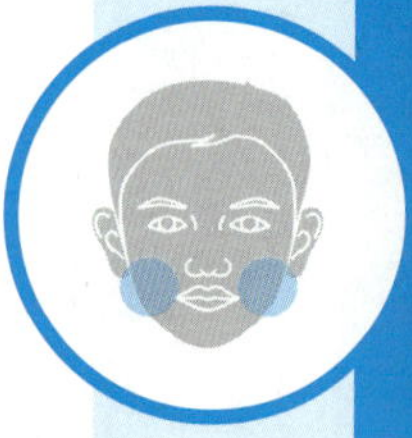

ツボを刺激して噛み合わせを改善する方法も紹介しておきましょう。
①耳のすぐ前にある「聴宮《ちょうきゅう》」と呼ばれるツボを、親指、または2本指で、グリグリと押し込みます。
②耳より指の幅3本程度、鼻に近づいたところにある「下関《げかん》」と呼ばれるツボを、同じように親指、または2本指で、押し込んだり、引き上げるようにこすりあげます。

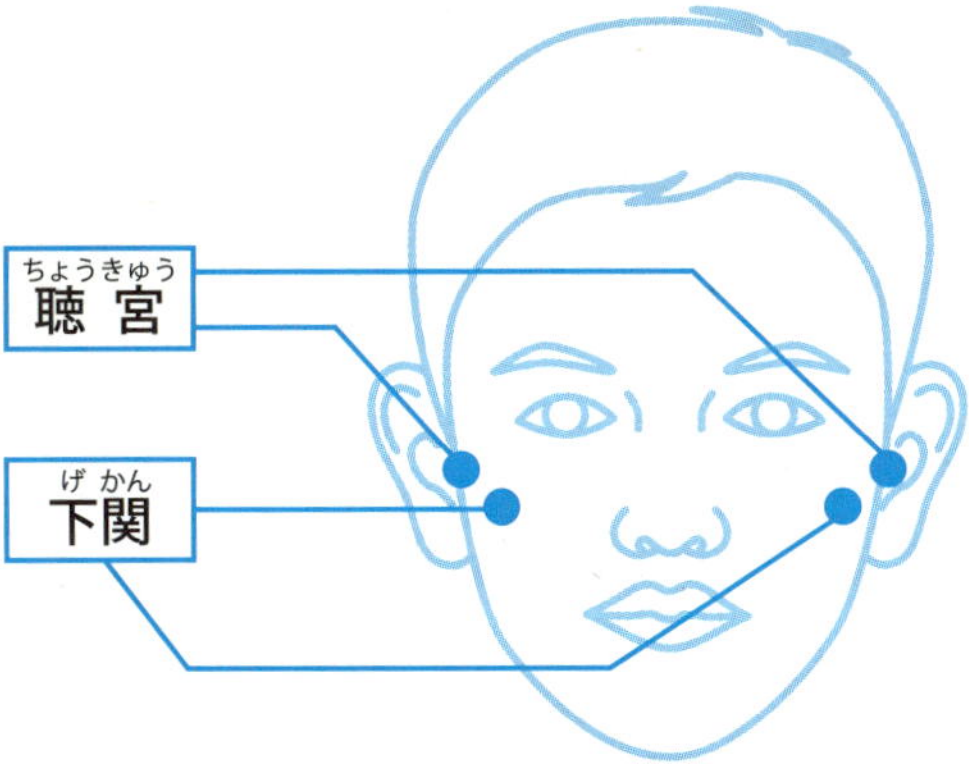
聴宮《ちょうきゅう》
下関《げかん》

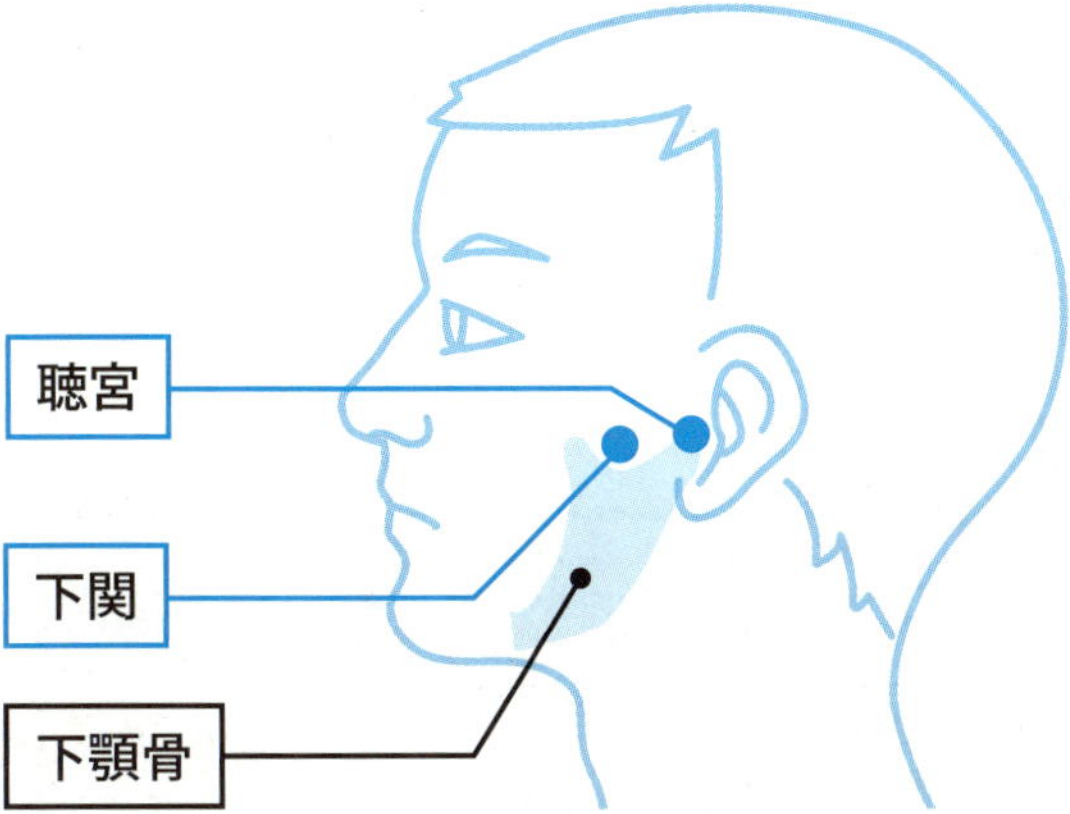
聴宮
下関
下顎骨

# ツボを刺激する①　聴宮

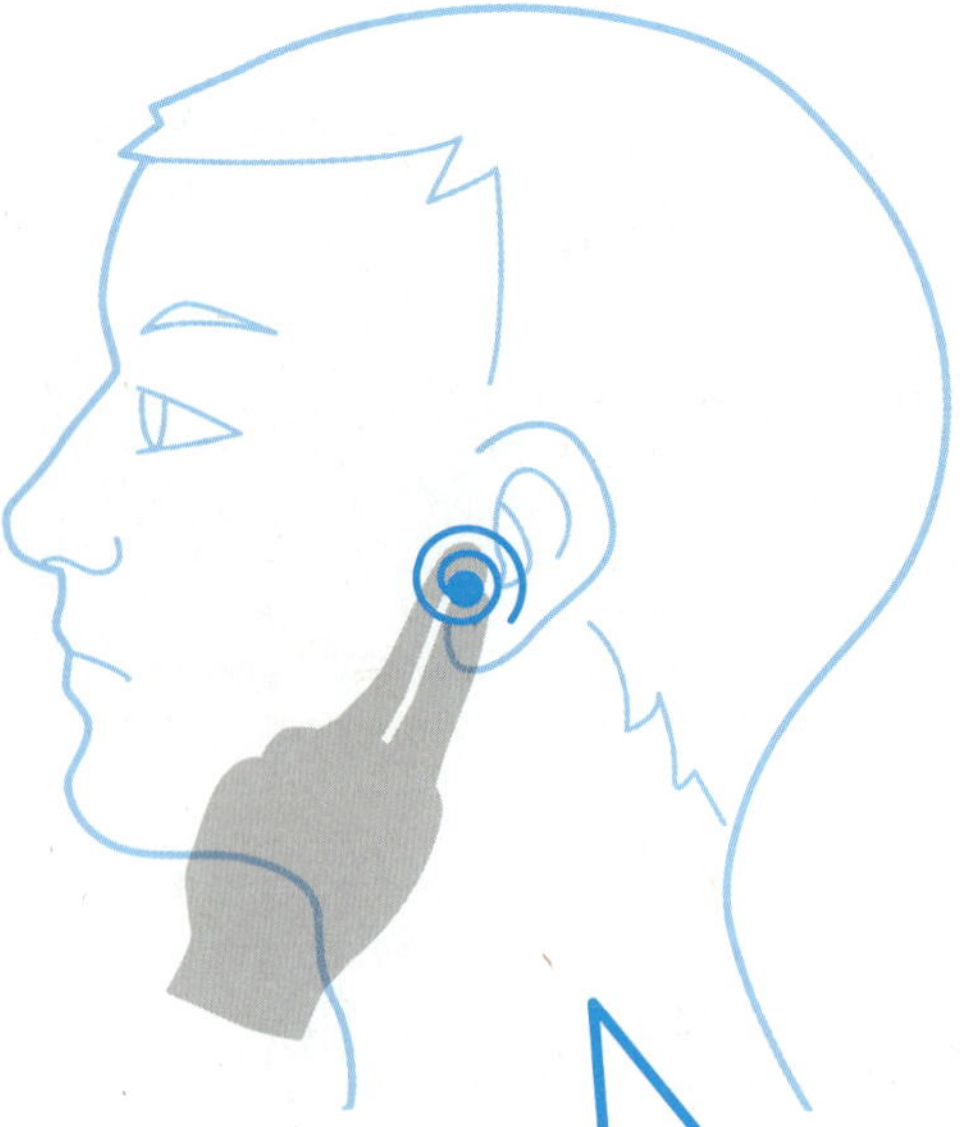

耳のすぐ前にある聴宮を、親指または
2本の指でグリグリと押し込む。

# ツボを刺激する② 下関

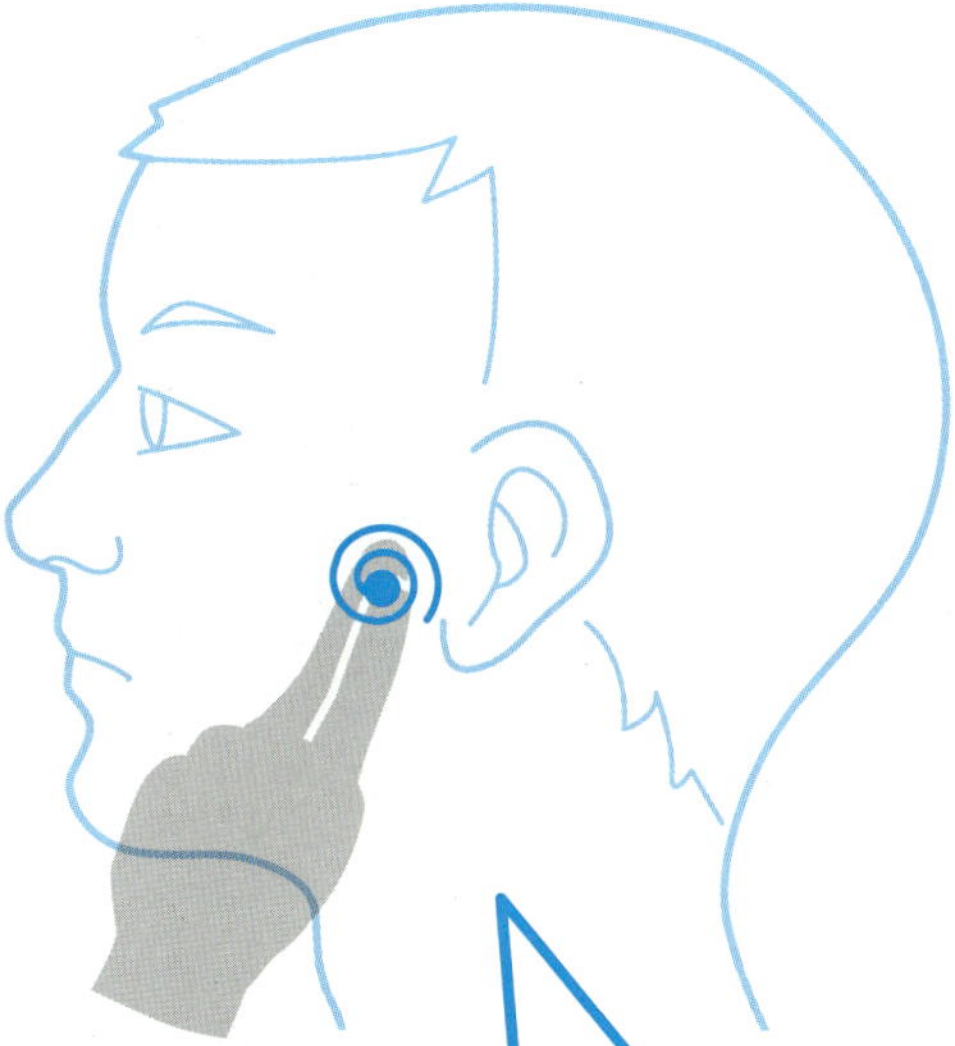

耳より指の幅３本程度、鼻に近づいたところにある下関を、同じように親指または２本の指で押し込んだり、引き上げるようにこすりあげる。

# 首・肩のこりをとる①

首と頭のつけ根には肩、背中、腰までつらなる筋肉が付着しています。ここに張りがあると、首や肩のこりの原因になります。

そこで、後頭骨の上項線、下項線を、親指、または手のひらのつけ根（手根部）で引き上げるマッサージをします。指を動かしながら全体におこないます。

ほかと同じように下がっている側を、3倍多めにマッサージします。

# 首・肩のマッサージ

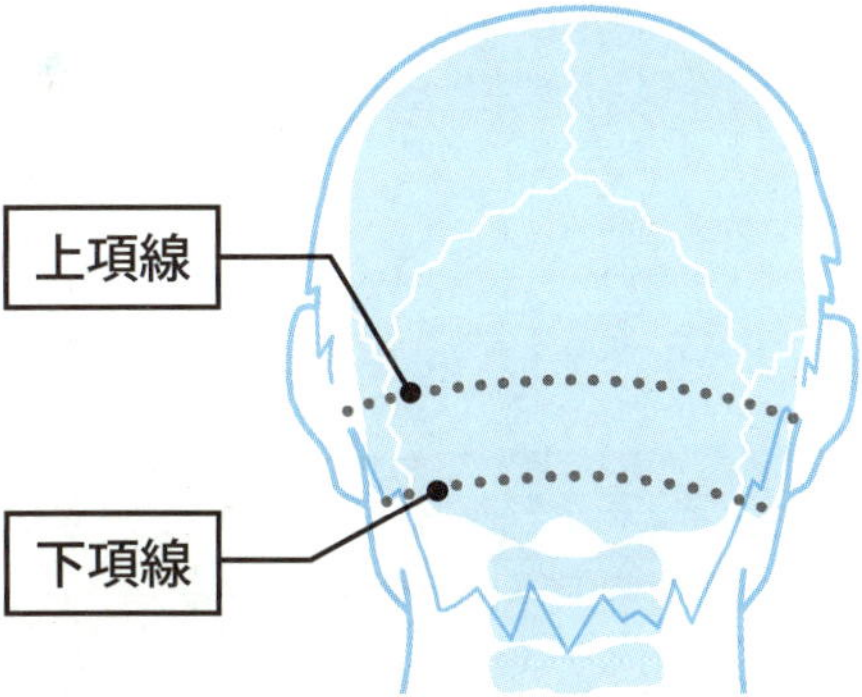
上項線
下項線

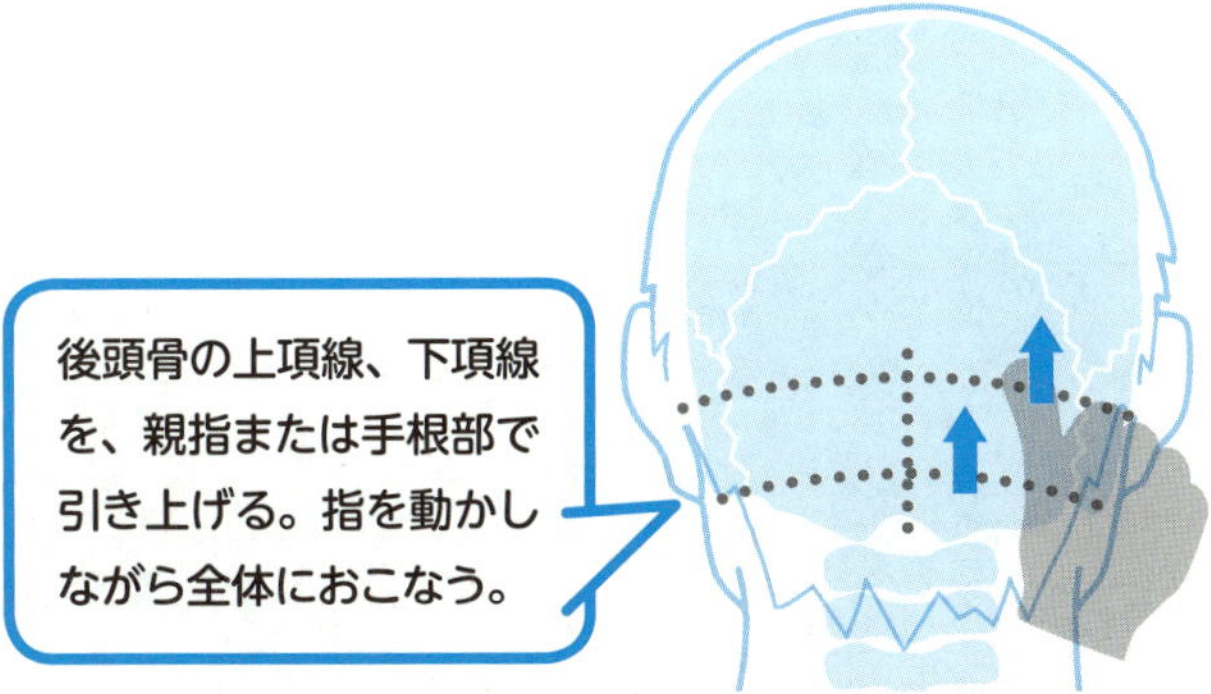
後頭骨の上項線、下項線を、親指または手根部で引き上げる。指を動かしながら全体におこなう。

※右か左で下がっているほうを3倍多くおこなう

# 首・肩のこりをとる②

ツボへの刺激で、首・肩のこりをとる方法も紹介しておきましょう。

①後頭部の出っぱり（外後頭隆起）から指の幅3本程度外側にある「脳《のう》空《くう》」と呼ばれるツボを、親指、あるいは2本指で、押し上げるように刺激します。

②耳の後ろにある骨「乳様突起」から指の幅4本程度、後頭部のへこみに向かった髪の生えぎわにある「風《ふう》池《ち》」と呼ばれるツボを、①と同じ要領で刺激します。

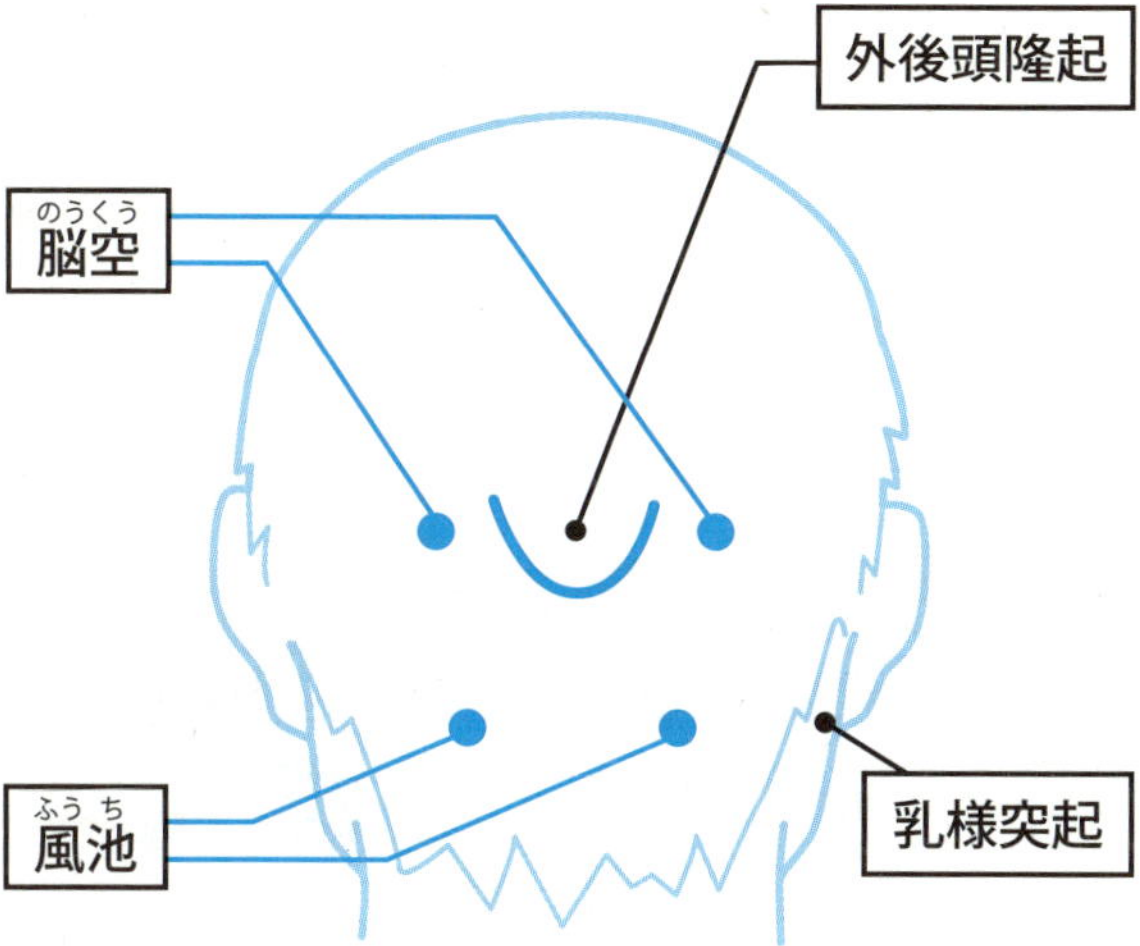
外後頭隆起
脳空《のうくう》
風池《ふうち》
乳様突起

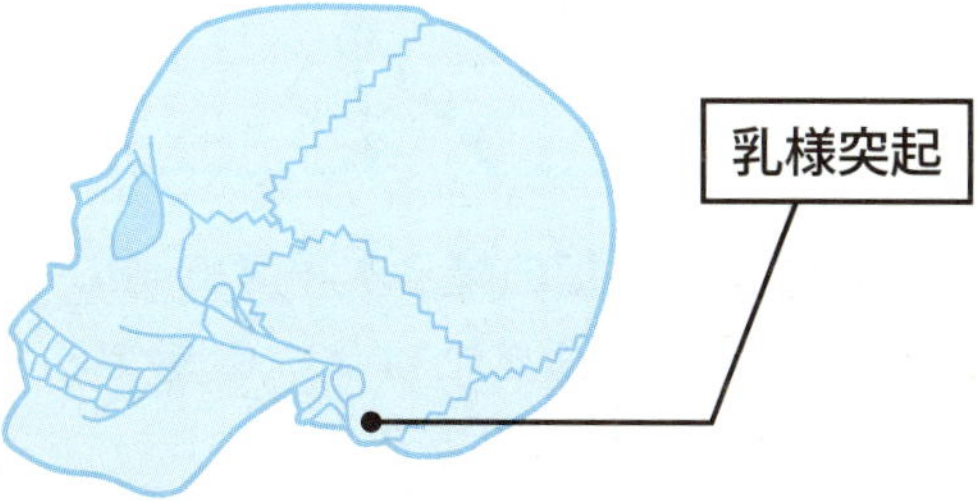
乳様突起

## ツボを刺激する① 脳空

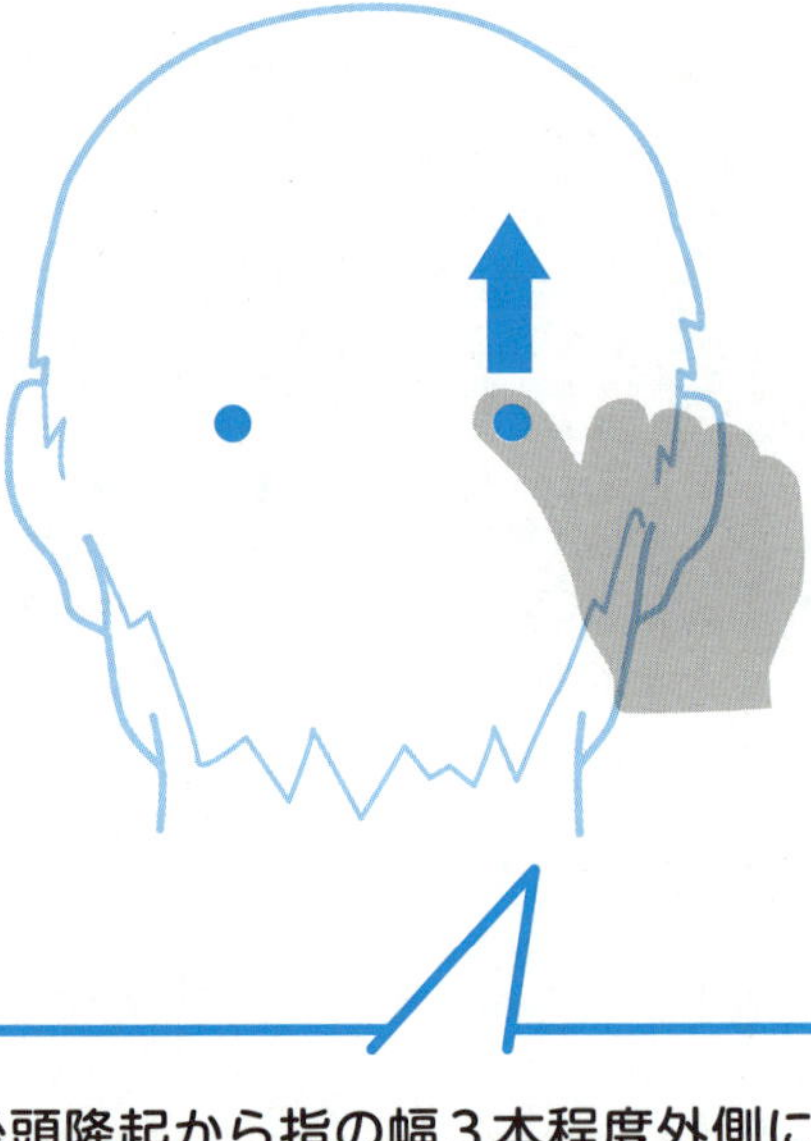

外後頭隆起から指の幅３本程度外側にある脳空を、親指または２本の指で、押し上げるように刺激する。

## ツボを刺激する② 風池

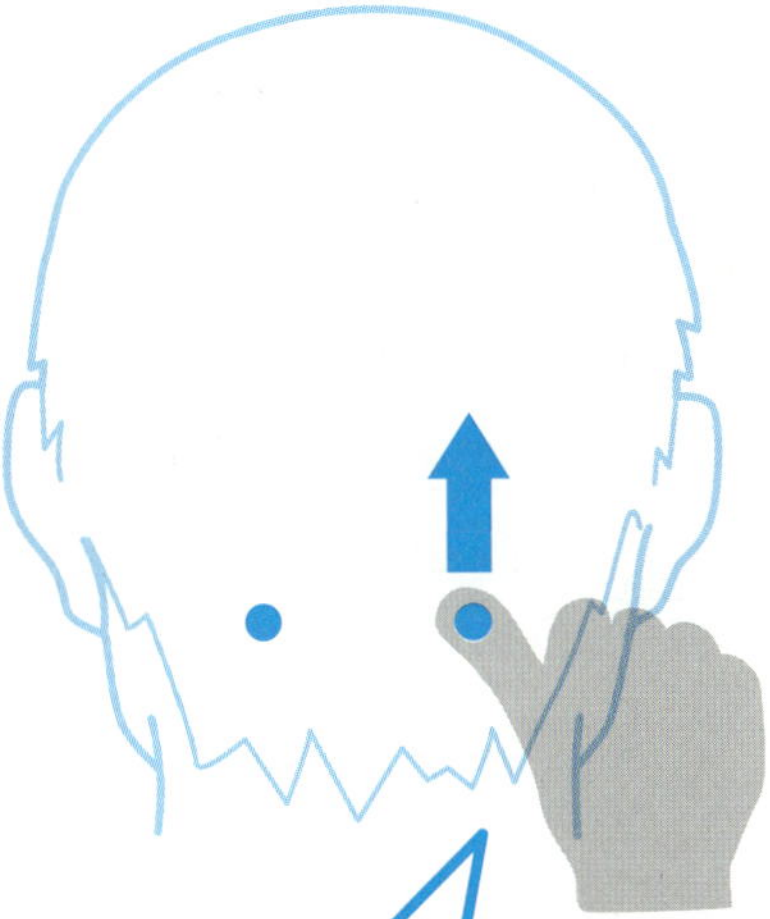

耳の後ろにある乳様突起から指の幅4本程度、後頭部のへこみに向かった髪の生えぎわにある風池を、同じ要領で刺激する。

# 鼻づまりをなくす①

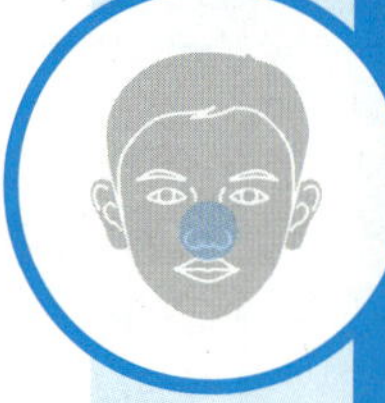

鼻づまりに悩む人も多いのではないでしょうか。

鼻づまりを解消するには、目の内側にある鼻骨《びこつ》を親指と人差し指でつまんで、左右に振るように刺激を与えます。ゆがんでいるほうを強めにおこないます。

その際には、目に指が入らないよう注意してください。

# 鼻のマッサージ

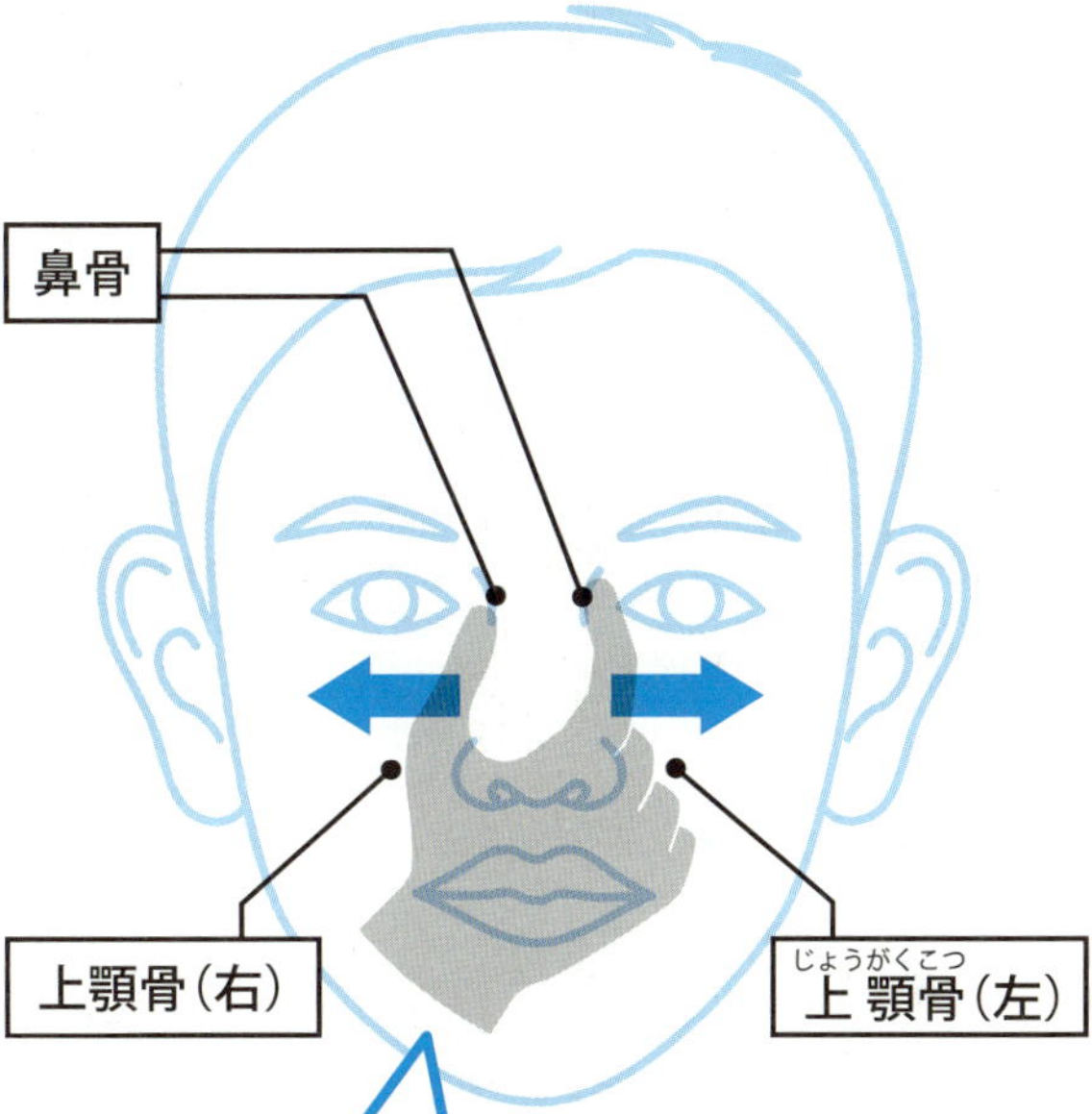


目の内側にある鼻骨を親指と人差し指でつまんで、左右に振るように刺激を与える。

# 鼻づまりをなくす②

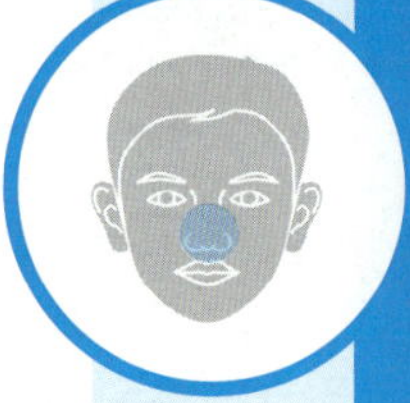

鼻づまりを解消するために、ツボを刺激する方法もあります。

①鼻のいちばん広がったところ（一番下部）のすぐ横のくぼみにある「迎《げい》香《こう》」と呼ばれるツボを、２本指で円を描くように押します。

②鼻の中央の少し横のくぼみにある「鼻《び》通《つう》」と呼ばれるツボを、①と同様に2本指で円を描くように刺激します。

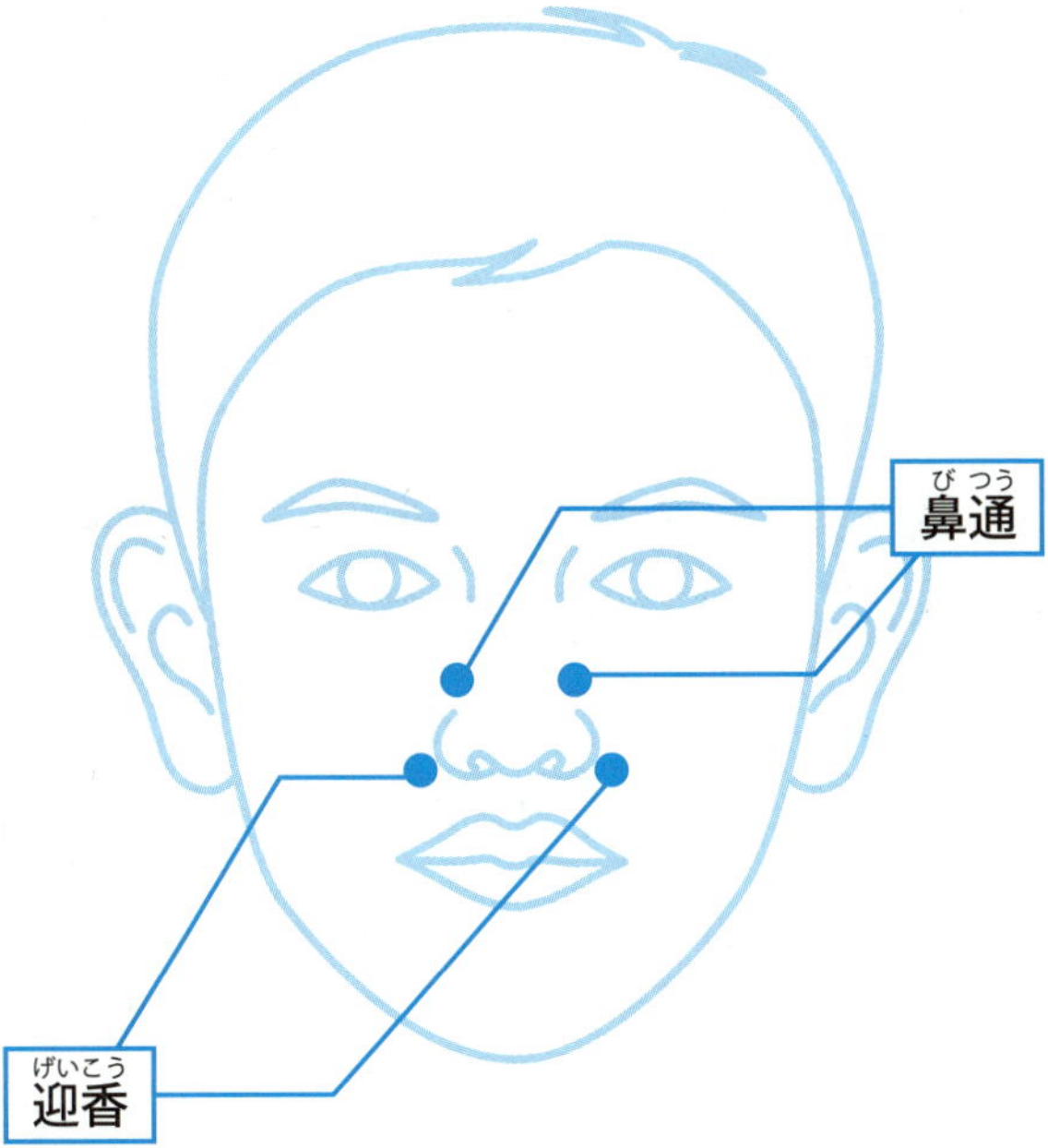
鼻通《びつう》
迎香《げいこう》

## ツボを刺激する① 迎香

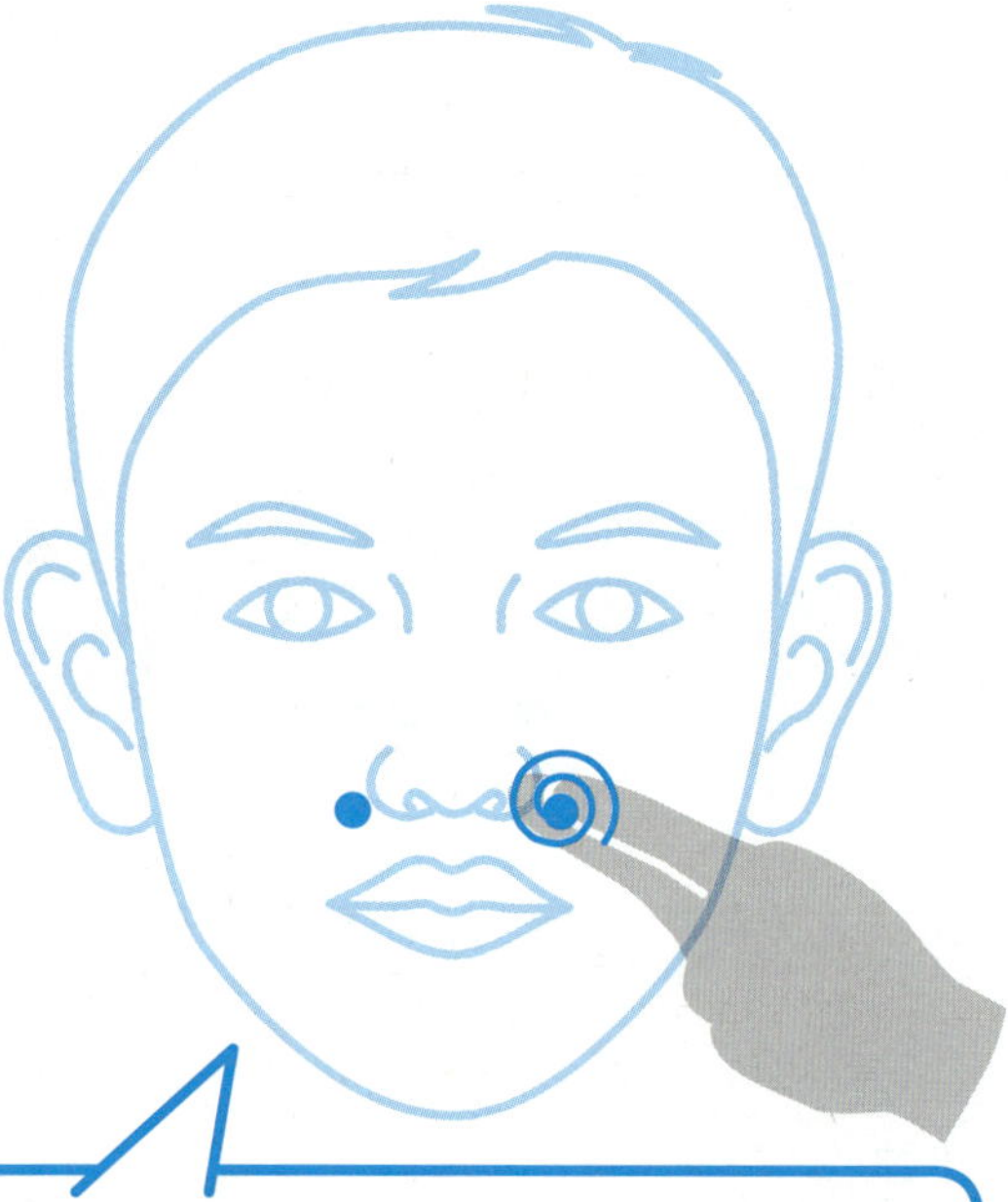

鼻のいちばん下部のすぐ横のくぼみにある迎香を、２本の指で円を描くように押す。

# ツボを刺激する② 鼻通

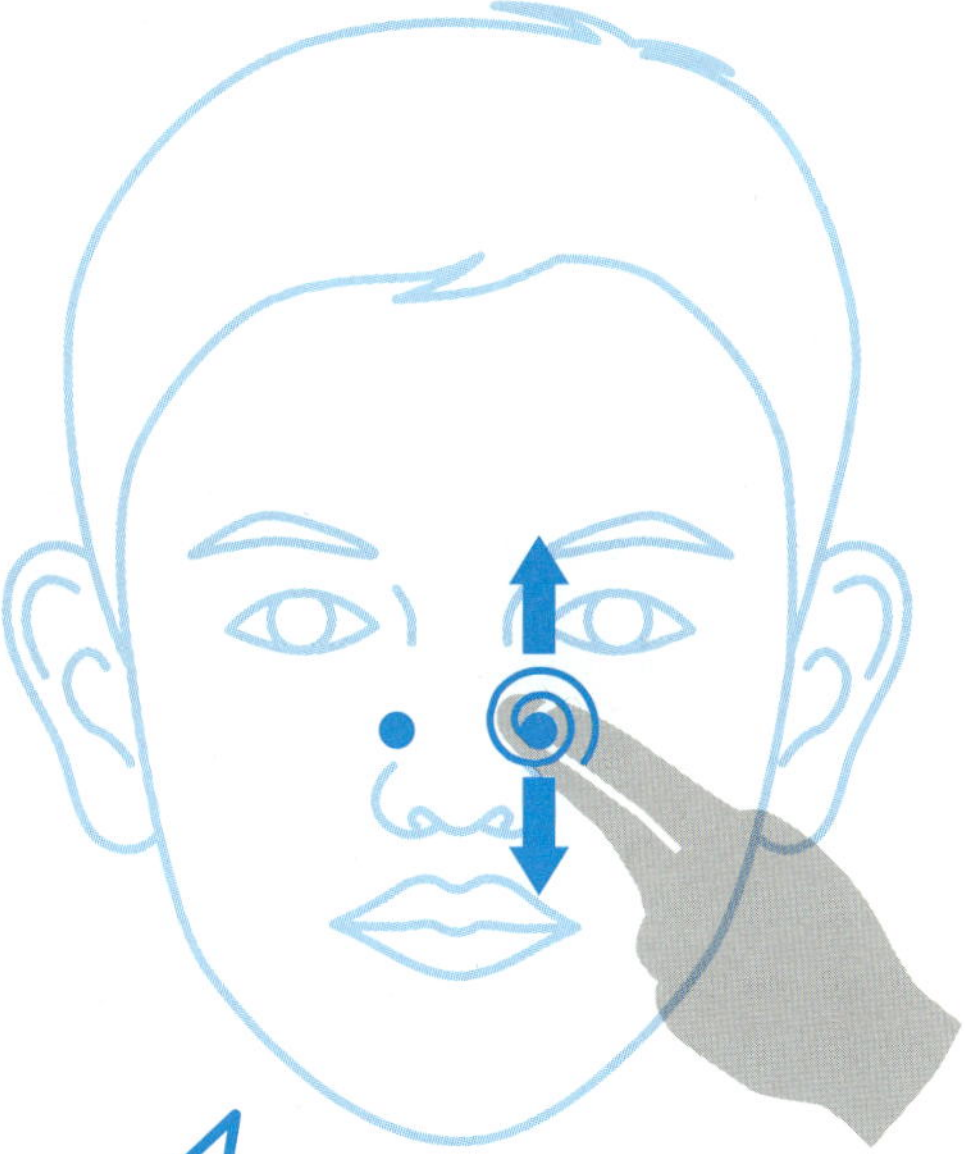

鼻の中央の少し横のくぼみにある鼻通を、2本の指で円を描くように刺激する。

# 眼精疲労をとる①

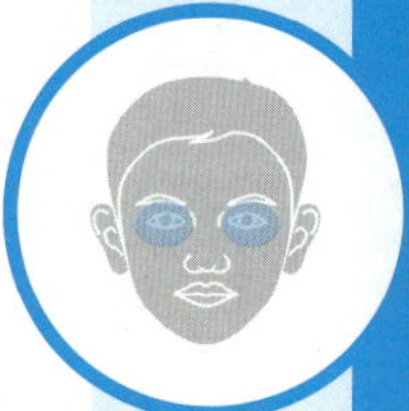

眼精疲労をとるには、次の手順でマッサージをおこないます。

①目と目の間の少し上にある前頭《ぜんとう》鼻《び》骨《こつ》縫合を、親指、または2本指で上に押し上げるようにこする。

②両目から指の幅2本分くらい下の出っぱりにある頬《きょう》骨《こつ》上《じょう》顎《がく》縫合を、手のひらのつけ根（手根部）で外側に向けて開く感じでこする。

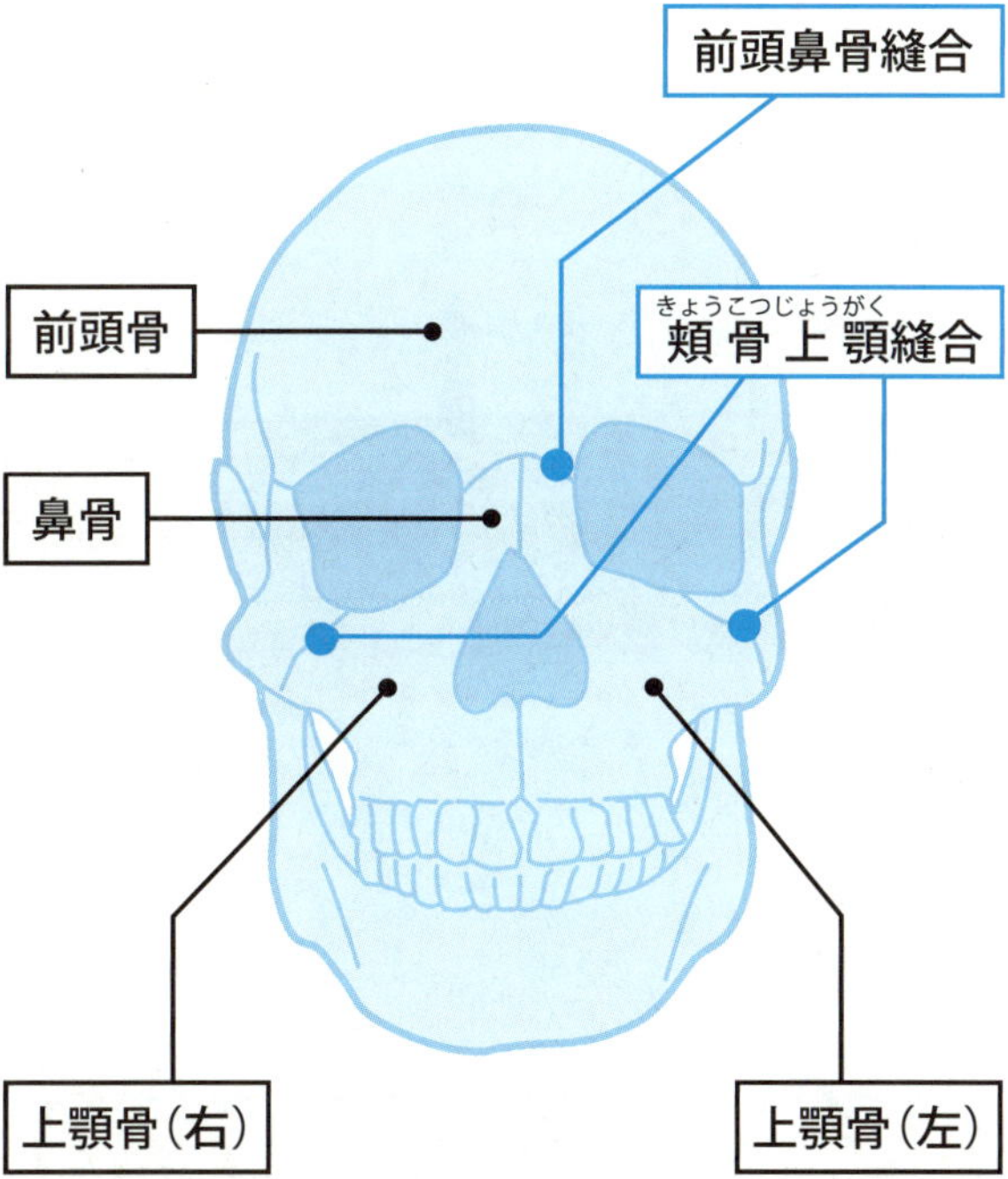
前頭鼻骨縫合
前頭骨
頬骨上顎縫合《きょうこつじょうがく》
鼻骨
上顎骨(右)
上顎骨(左)

# 縫合のマッサージ①

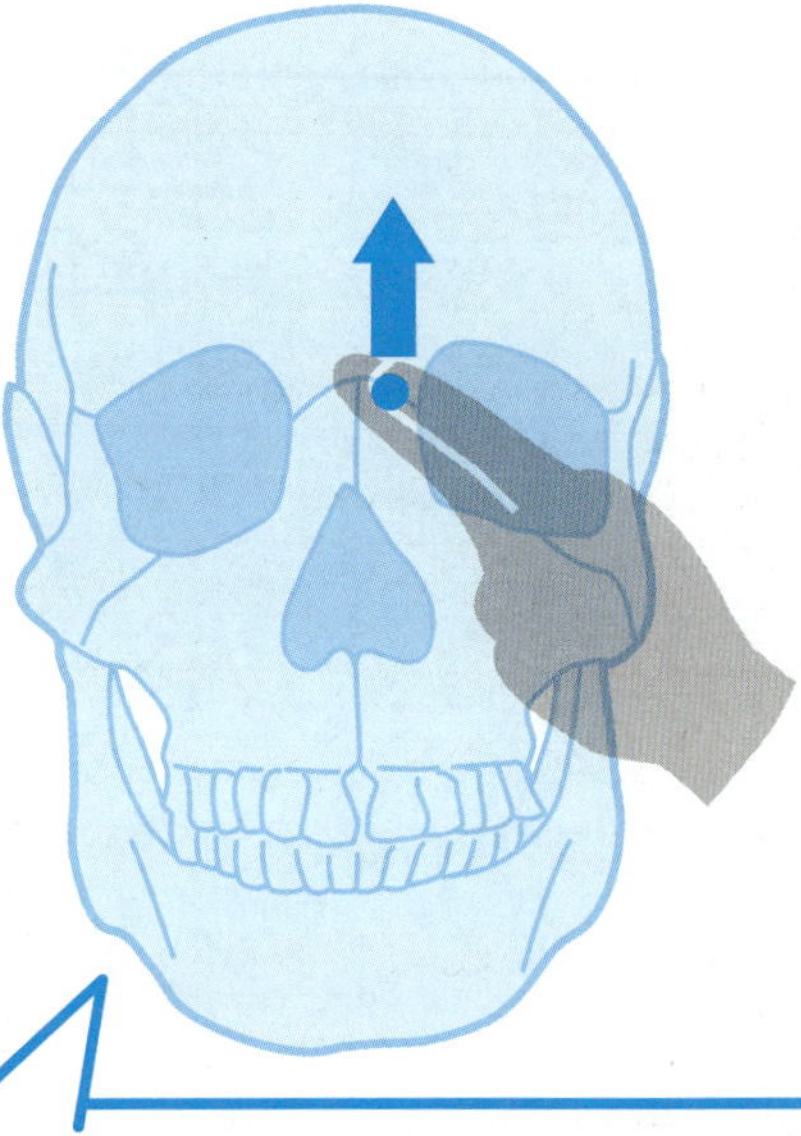

目と目の間の少し上にある前頭鼻骨縫合を、親指または２本の指で上に押し上げるようにこする。

# 縫合のマッサージ②

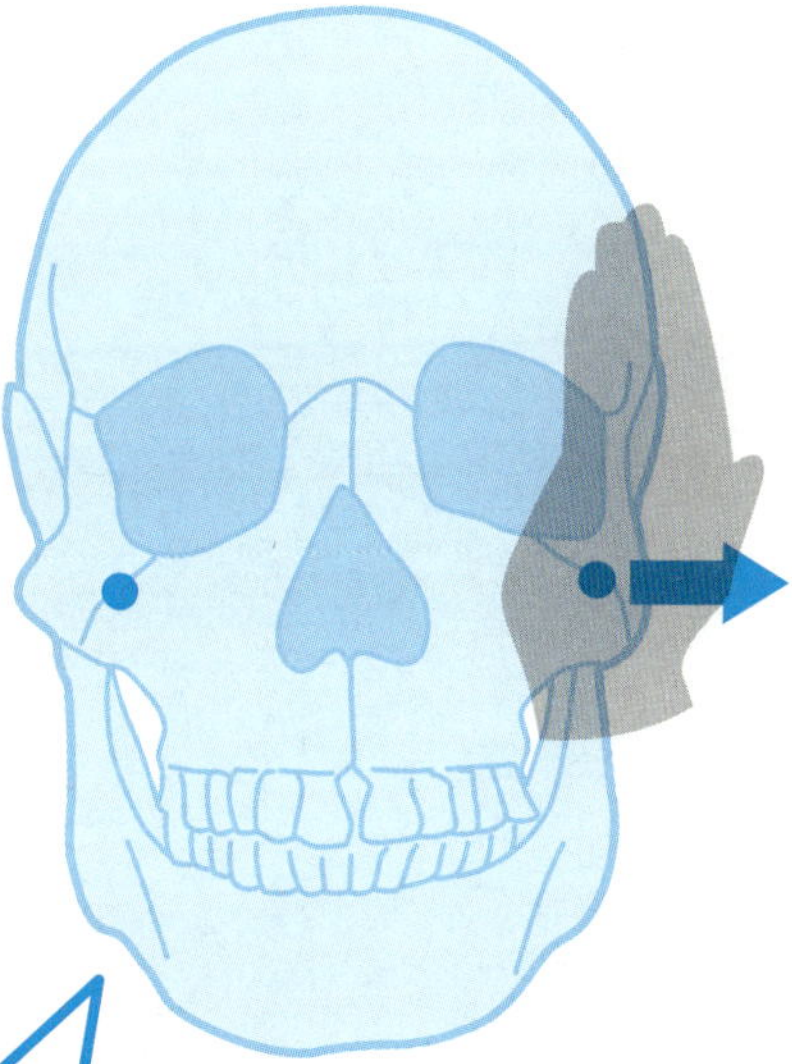

両目から指の幅２本分くらい下の出っぱりにある頬骨上顎縫合を、手根部で外側に向けて開く感じでこする。

# 眼精疲労をとる②

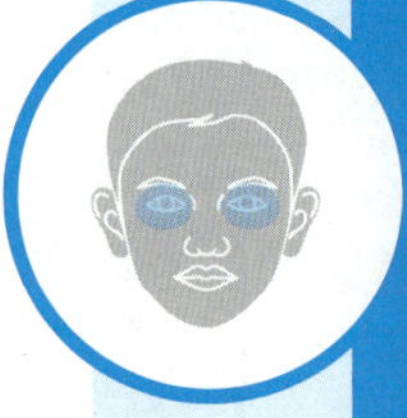

ツボへの刺激で、眼精疲労をとる方法です。

①眉の中央の指の幅2本分くらい上にある「陽白《ようはく》」というツボを親指、または2本指でグリグリと押して刺激します。

②眉の下のやや内側のくぼんだところにある「攢竹《さんちく》」というツボを、①と同様に親指、または2本指でグリグリと押して刺激します。

さらに、目から指の幅2本分くらい下にある「四白《しはく》」というツボを、同様に刺激します。

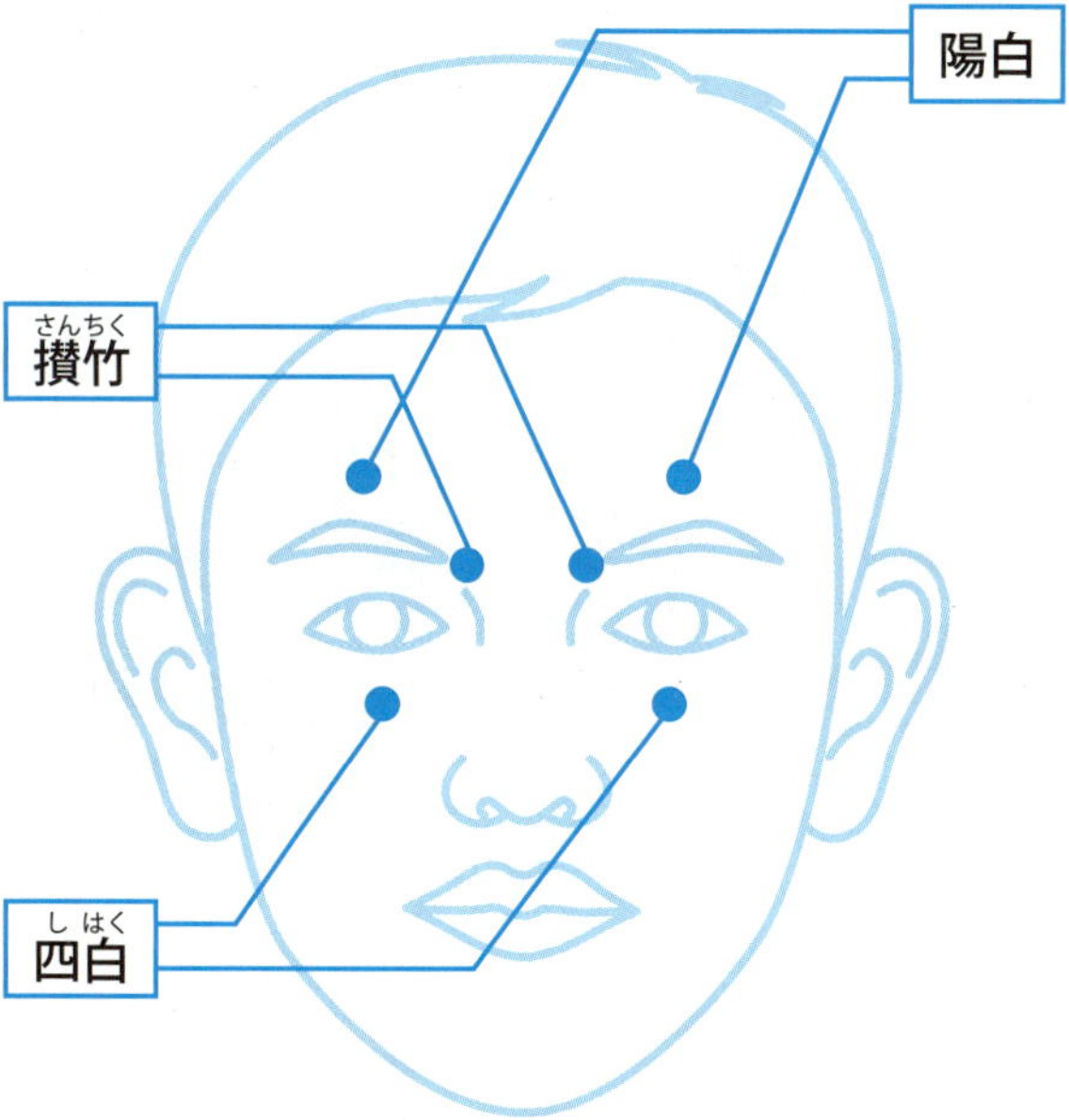
陽白
攅竹《さんちく》
四白《しはく》

# ツボを刺激する① 陽白

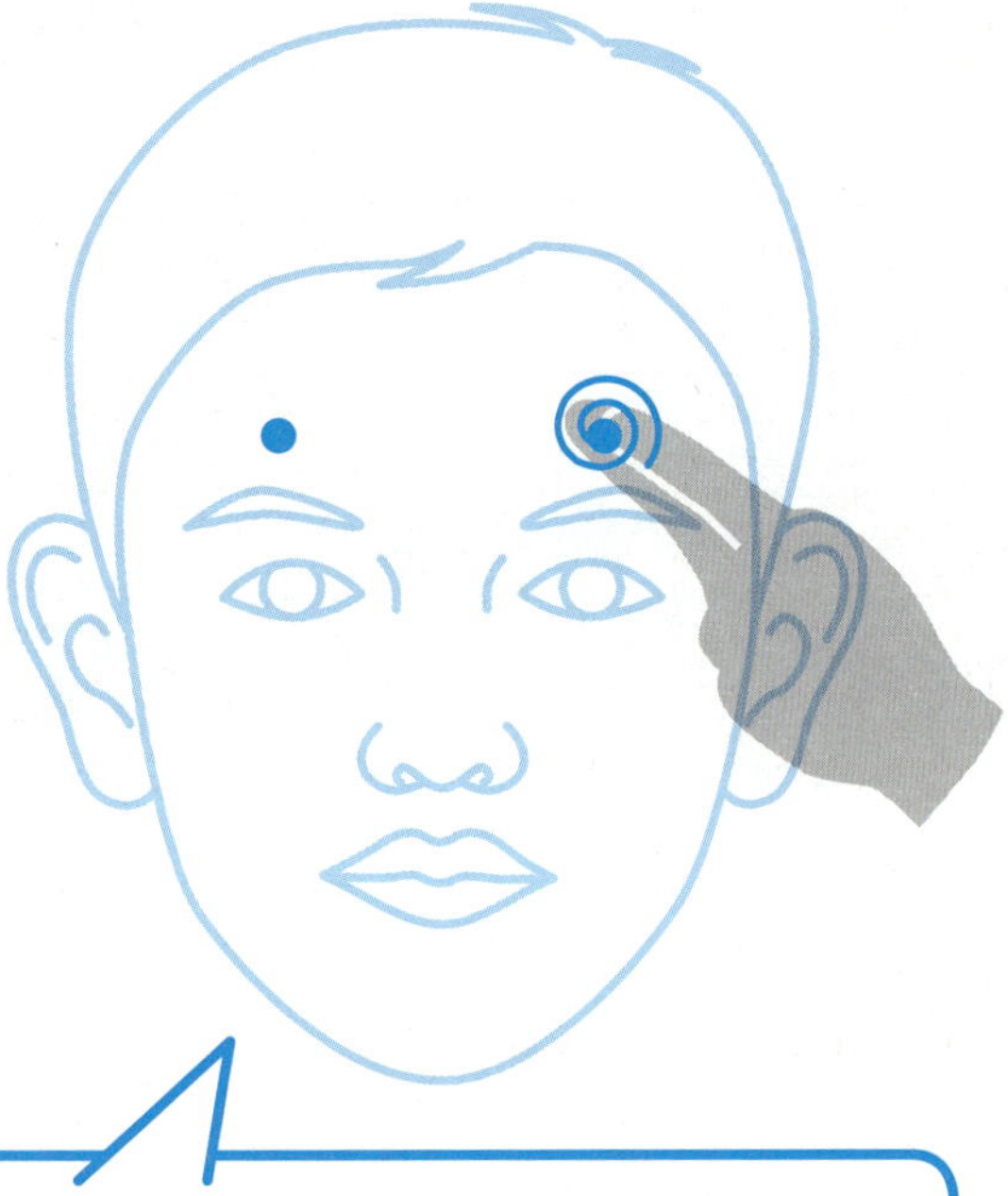

眉の中央の指の幅２本分くらい上にある陽白を、親指または２本の指でグリグリと押して刺激する。

# ツボを刺激する② 攅竹・四白

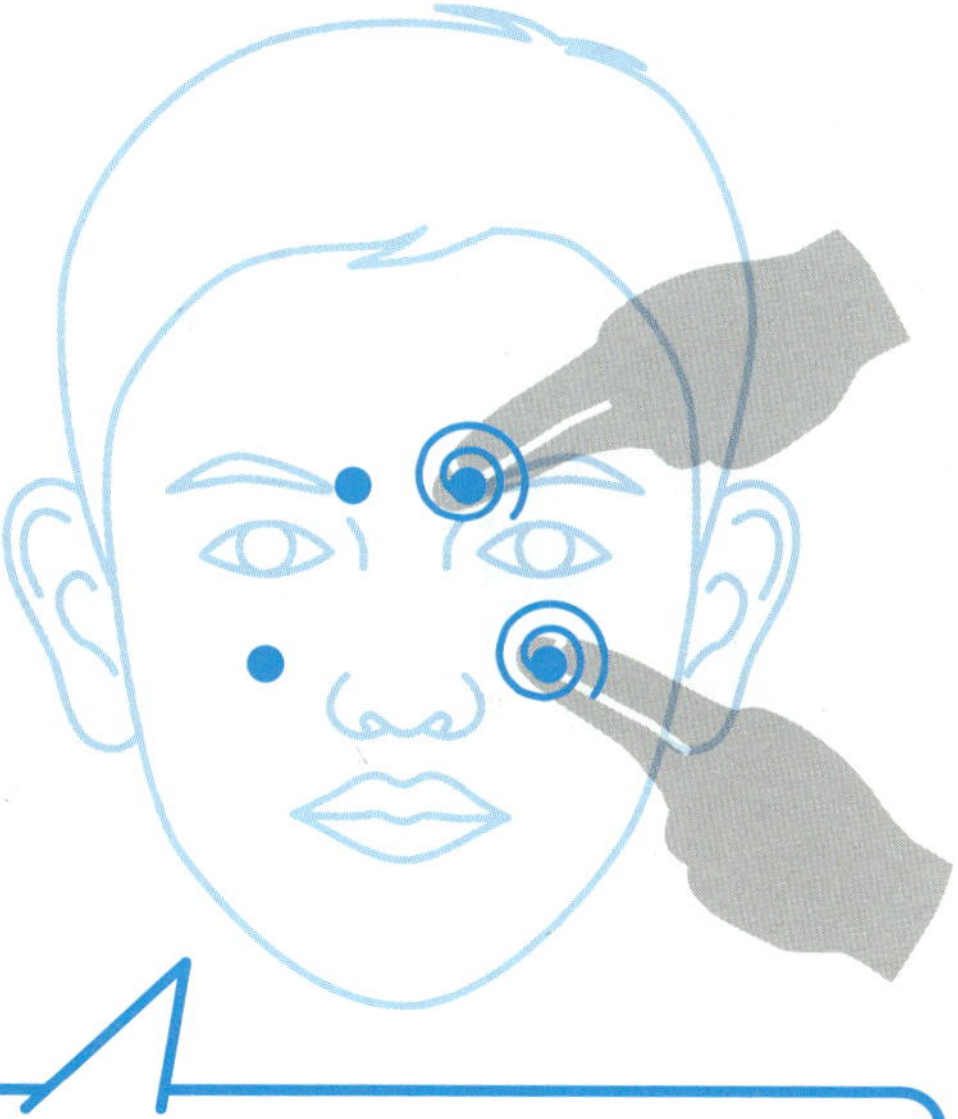

眉の下のやや内側のくぼんだところにある攅竹を、同様に親指または2本の指でグリグリと押して刺激する。
さらに、目から指の幅2本分くらい下にある四白を同様に刺激する。

# 不眠症を解消する①

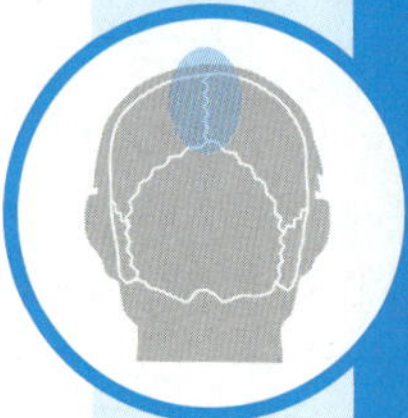

不眠症を解消し、安らかな眠りにつくためのマッサージ法を紹介します。

矢状縫合を親指、または2本指で、左右に押しながらこすります。指を動かしながら縫合全体をマッサージします。

# 縫合のマッサージ

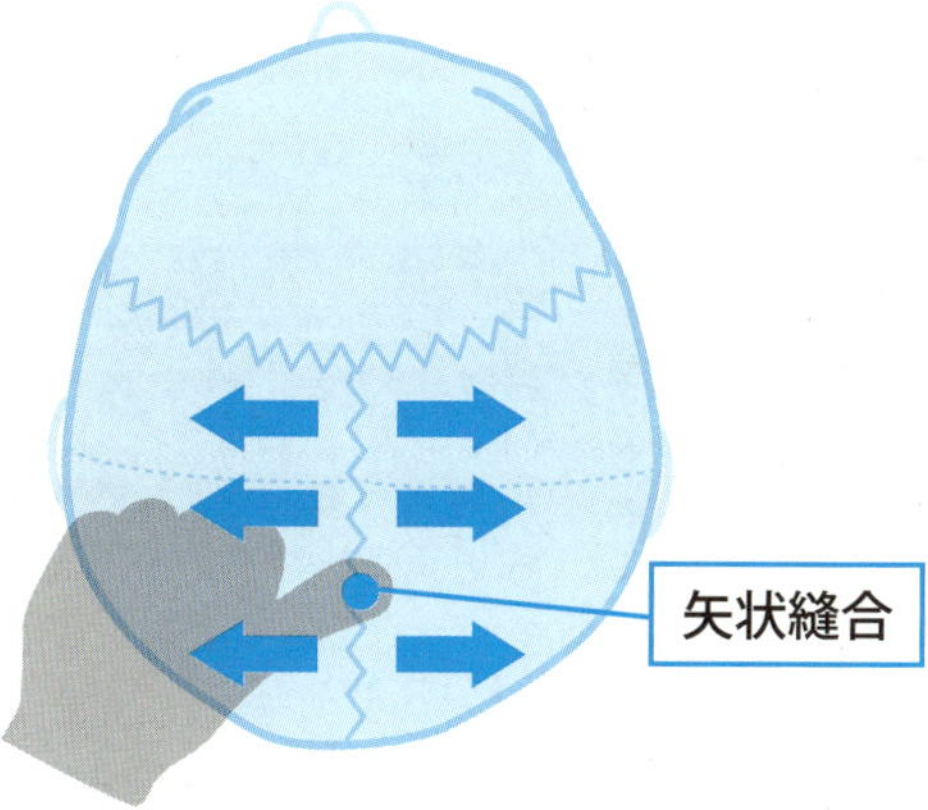


矢状縫合を親指または２本指で、左右に押しながらこする。指を動かしながら、縫合全体をマッサージする。

# 不眠症を解消する②

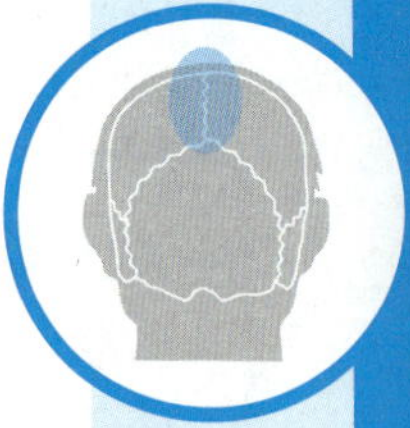

ツボへの刺激で、不眠症を解消する方法です。

①両耳の上の先端を結んだ線の中央、頭頂部に位置する「百会《ひゃくえ》」というツボを、親指または2本の指で、グリグリ左右に押しながら刺激します。

②耳の後ろ下の出っぱり（乳様突起）から指の幅1本程度下にある「安眠《あんみん》」というツボを、親指で乳様突起に引っかけるように下から押し上げます。

# ツボを刺激する　百会・安眠

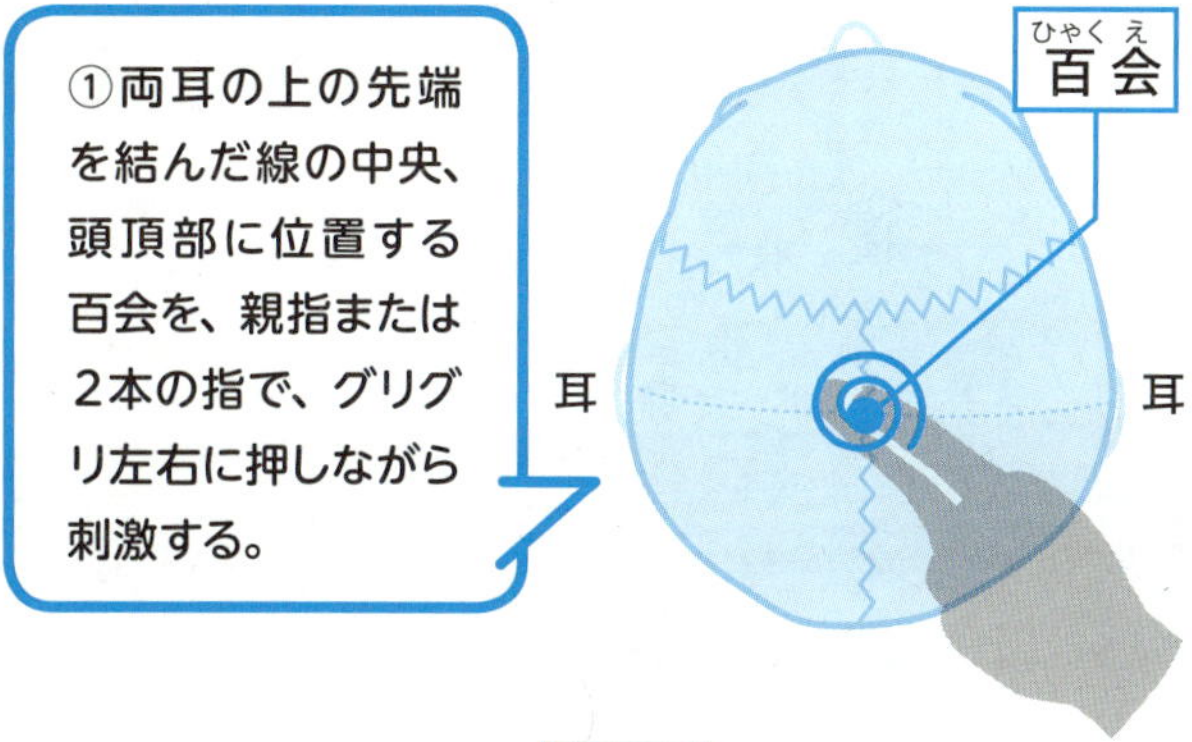

①両耳の上の先端を結んだ線の中央、頭頂部に位置する百会を、親指または2本の指で、グリグリ左右に押しながら刺激する。
百会《ひゃくえ》
耳
耳

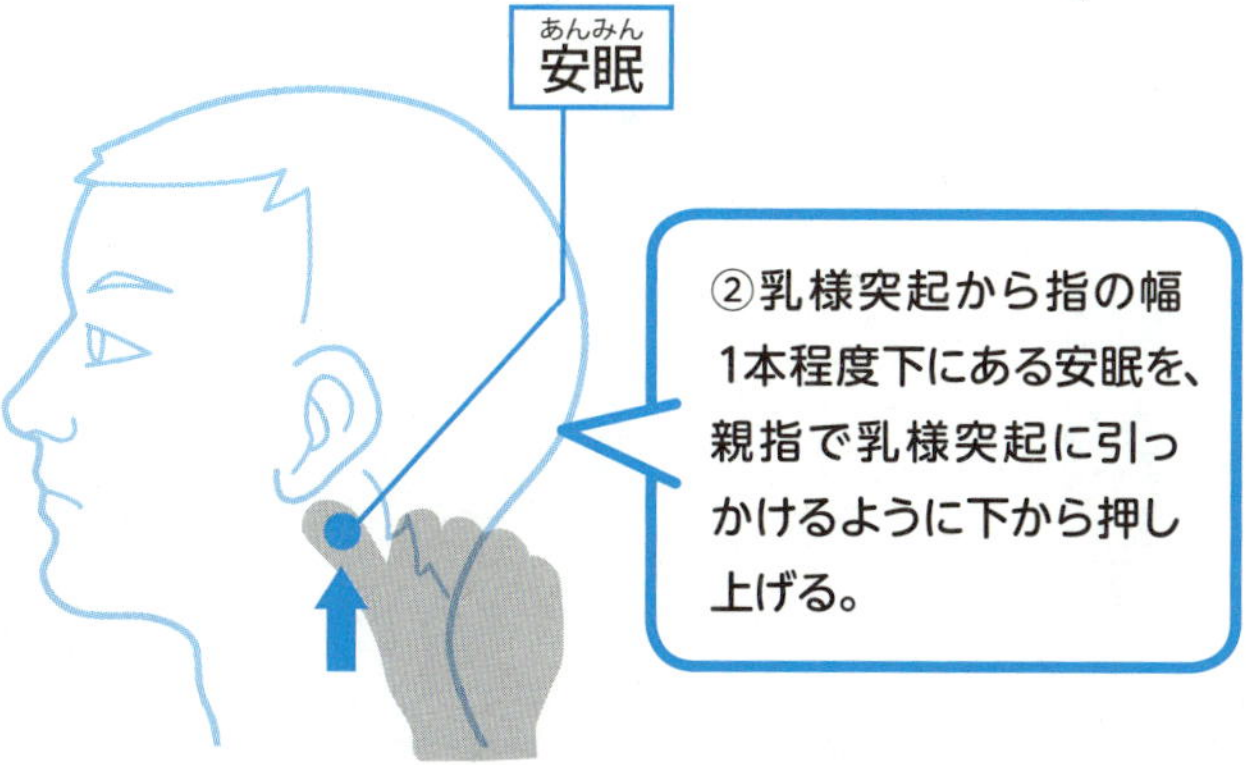

安眠《あんみん》
②乳様突起から指の幅1本程度下にある安眠を、親指で乳様突起に引っかけるように下から押し上げる。

## 頭蓋骨マッサージの効果 ― 噛み合わせがよくなる―

噛み合わせが悪く、その関係で
凄まじい頭痛に襲われ、私の友人の
紹介で武富先生をご紹介して頂きました。
何んと、1回の施術で痛が取れ、
口空外科のDr.も不思議がっていました。
噛み合わせでお困りの方に、ぜひお薦め
致します。

荒井昭博

# 第4章

# 頭蓋骨マッサージで小顔になる！
# シワが減り、笑顔が美しくなる!!

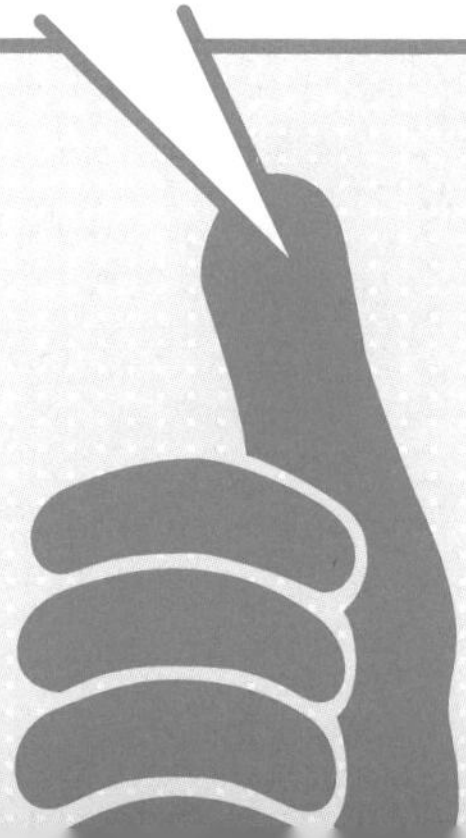

## 笑顔が美しくなる

顔全体の左右のバランスがとれている、つまり左右対称になっている方は、ほとんどいないのではないでしょうか。

私も、今までそんなクライアントに出会った経験はありません。反対に、「顔がゆがんでいるので左右を同じようにしてほしい」そう訴えるクライアントが、実に多いのです。

この本で紹介する**頭蓋骨マッサージは、顔を左右対称にするうえでとても効果的です。**頭蓋骨マッサージ自体がゆがんでいるほうを治すマッサージですから、当然といえば当然です。

ただし、注意していただきたいことがあります。

くり返しになりますが、ゆがみが強いほうを3倍多くマッサージするということです。逆にいえば、ゆがみが少ないほうへのマッサージは3分の1程度におさえるということです。

たとえば、右目の小さい人が左右の目の大きさを均等にしたいとします。この場合、右目を多くマッサージすることになります。

私の臨床経験から断言します！

「左右に同じことをおこなうと、ゆがみが増す！」

「同じ回数と強さでケアをおこなうと、顔がヘンになる！」

実際、左の頬のほうが右よりも少し上がり気味なのに、左右で同程度のマッサージをしたところ、左の頬がよりリフトアップされました。あるいは、左右で同程度のマッサージで、左右の目の大きさの違いが、よりはっきりしたこともあるのです。

マッサージの「方法」について紹介している本は多いのですが、回数や強さについて言及しているものは、あまりないようです。

**ゆがみのあるほうを3倍強く、回数も多くマッサージすること**を肝に銘じておきましょう。

顔のバランスがよくなれば、笑顔も美しくなります。第3章「どこにゆがみがあるかチェックする」（76ページ）の6つのチェックポイントを参考に、あなたの顔のゆがみをチェックしてみてください。

## 頬やあごのたるみが改善される

年齢とともに重力に負けて頬がたるんで、下がってくることを実感されている方も多いのではないでしょうか。

体がむくんだり太ったりしたときなどは、それが顕著に現われてくることを実感された方もいることでしょう。

頬がたれていると老けてみえたり、顔に締まりがない感じがするので、女性は特に気にされているようです。実際、私の治療院を訪れるほとんどの女性クライアントも、リフトアップを希望されます。

マッサージをさせていただく際に、多くの方が驚かれるのは、頬とは関係のない部位にマッサージを施すことでリフトアップすることです。

たとえば、頭部にある鱗状縫合とラムダ縫合に対してマッサージをおこなうと、初めての方は「そんなところで大丈夫なの?」と驚かれるわけです。

これは、物を噛むときに使う筋肉の側頭筋《そくとうきん》と咬筋《こうきん》に作用してリフトアップをはかっているのです。噛む筋肉である側頭筋が調整されて頬が引き上がり、噛むことも楽になるわけです。

また、リンパ液の流れをよくすることもリフトアップにつながります。くわしくは第5章の実践編②を参照してください。

## 物を噛むときに使う筋肉

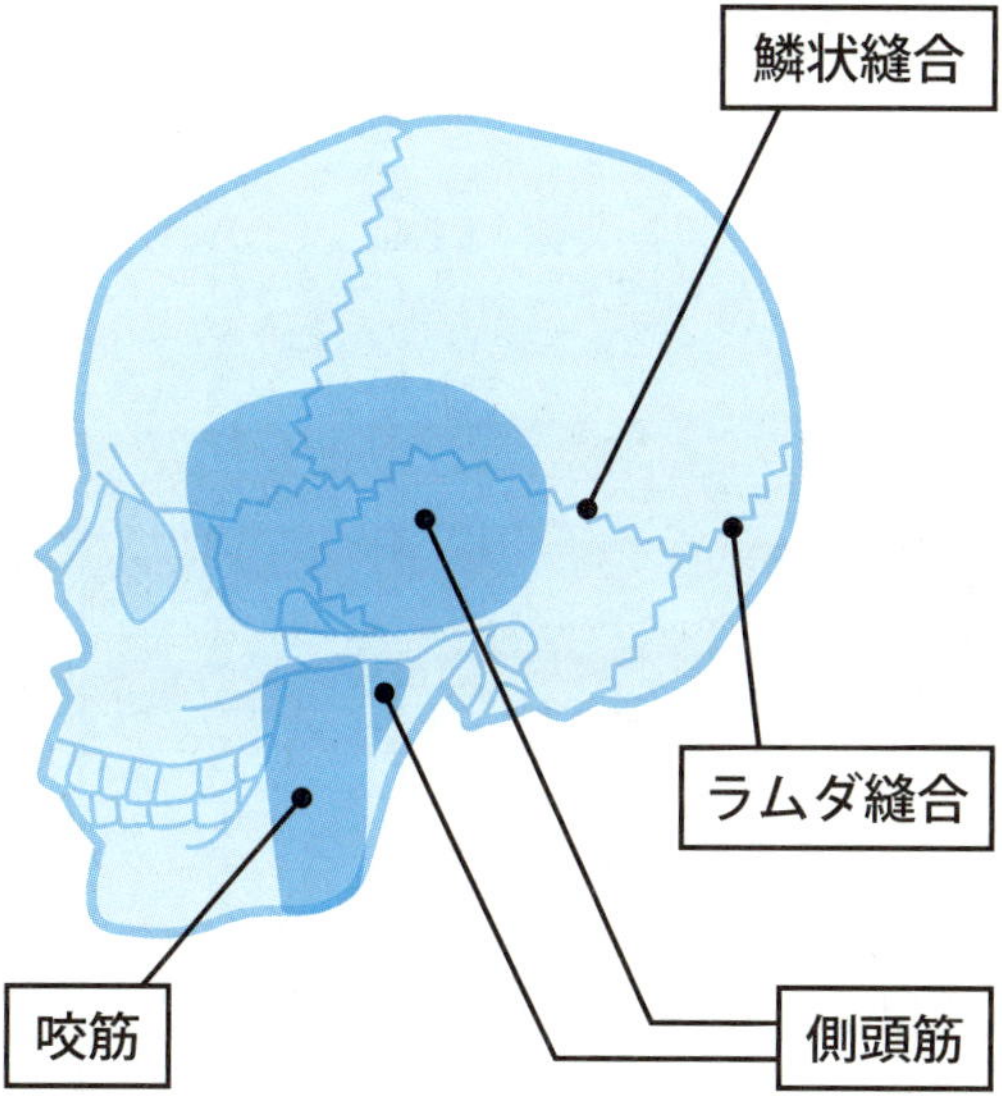

# あごの下のたるみ、首のシワがとれる

あごの下のたるみも目立ちやすいので、多くの方に嫌われています。いわゆる「二重あご」ですね。

これは体重の増加などの原因もありますが、舌を出すときや下あごを出すときに使用する「舌骨上筋《ぜっこつじょうきん》」と呼ばれる4つの筋肉の力の低下が原因のケースが少なくありません。

そこで、これらの筋肉をマッサージで刺激すると、たるみ改善に効果があります。

また、リンパ液のとどこおりも大きく関係しています。あごの下には「顎下《がくか》リンパ節」があり、ここは老廃物がたまりやすい場所でもあるので、特にたるみが目立ってくるのです。ですからリンパ液の流れをよくすると、むくみやたるみが改善されます。

首のシワについては、筋肉のたるみが関連するケースがあります。首からあごにかけて広がっている「広頸筋《こうけいきん》」という筋が下がることによって、まさに〝シワ寄せ〟が首にも出てきてしまうのです。

この場合、リフトアップ・マッサージをおこなえば、シワを軽減させることができます。

あごの下のたるみと首のシワは、舌骨（下顎骨と喉頭との間で、舌の根の部分にある独立したU字形の小骨）を引き上げることでも解消されます。

## あごの下のリンパ節

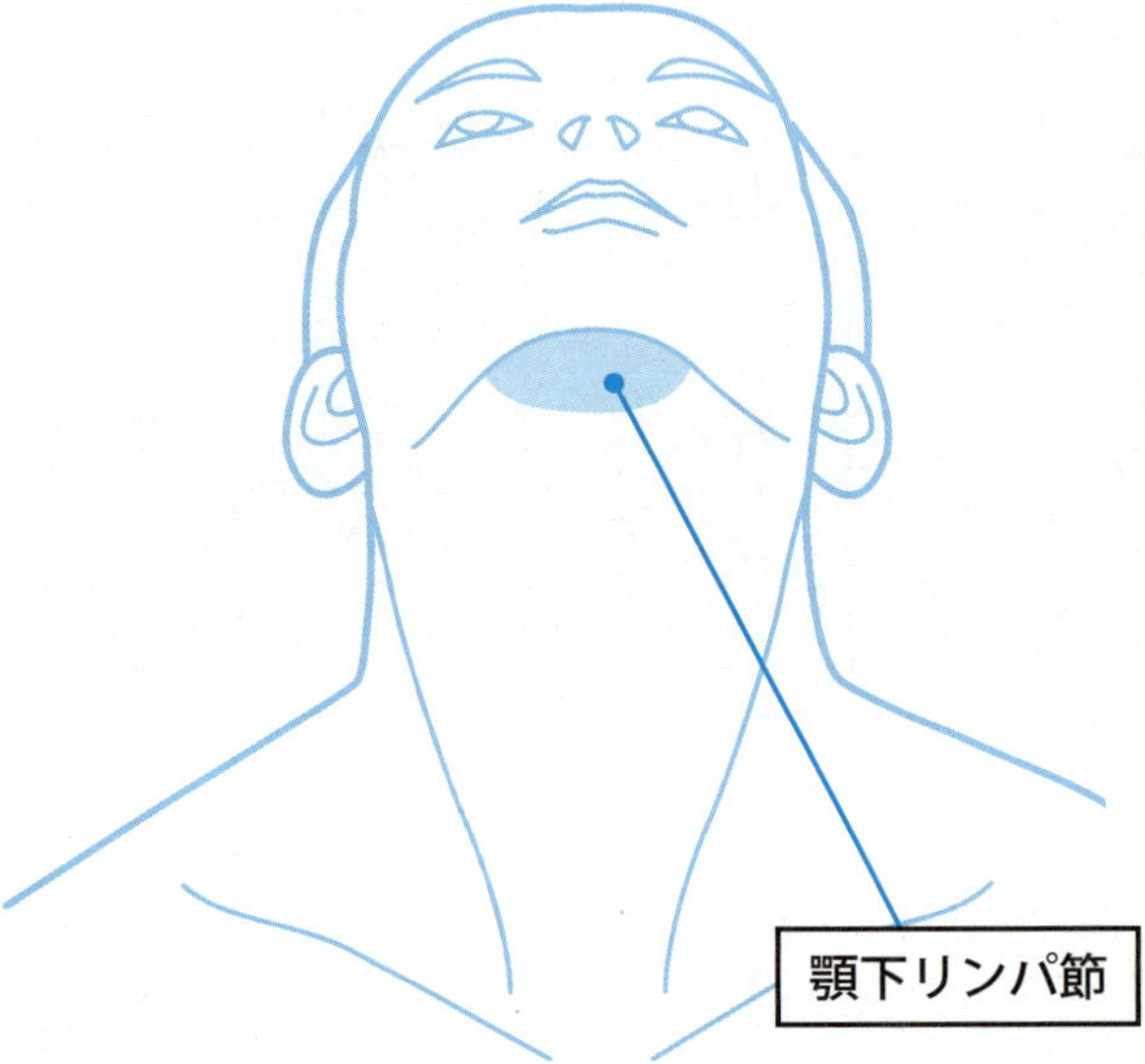

## 首のシワに関係する筋肉

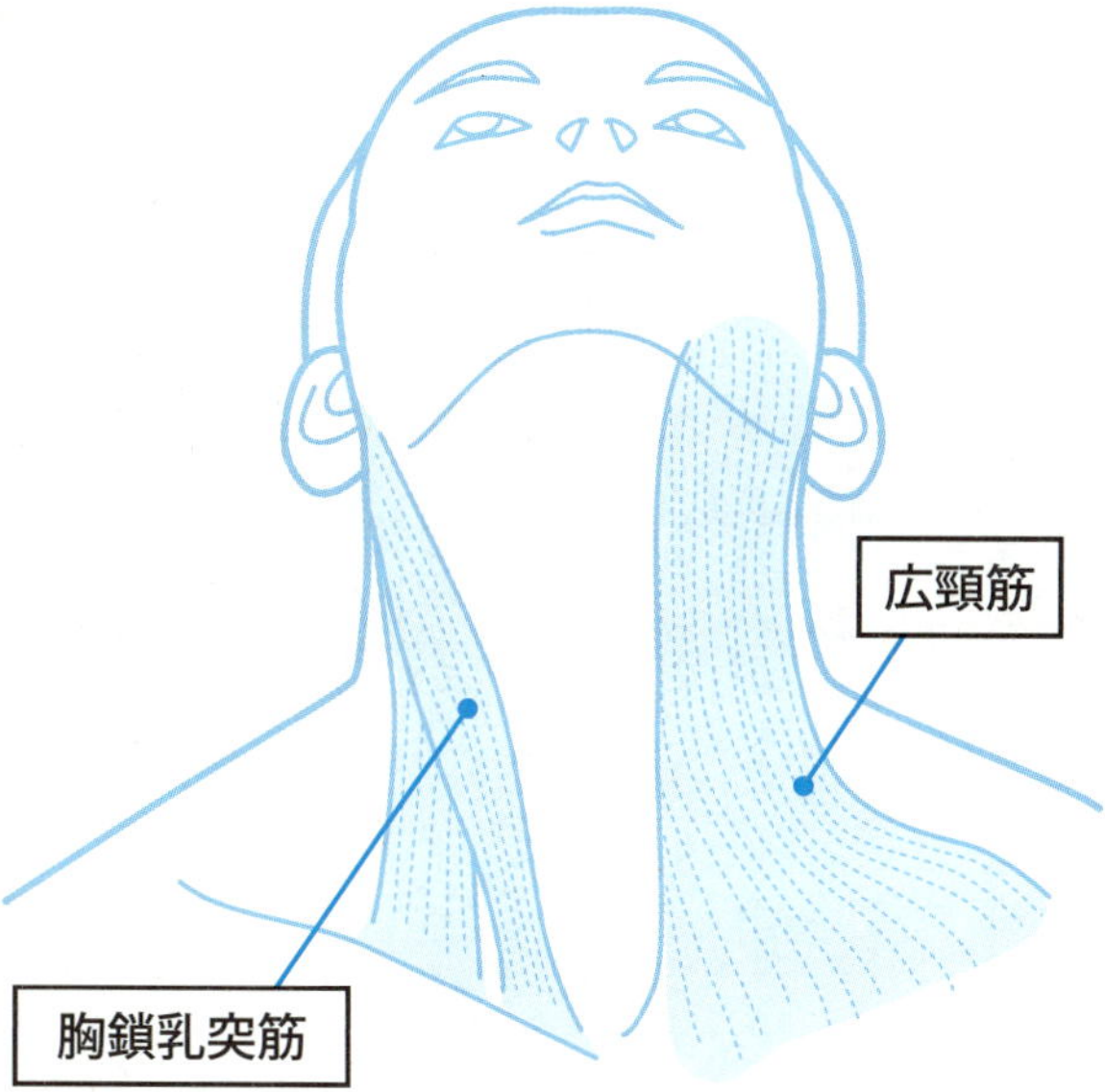

## 顔が小さくなる

エラが張っているために、顔が大きく見えてしまうことがあります。

その原因としては、咬筋の異常な発達があげられます。たとえば、歯ぎしりをくり返していると、咬筋の〝筋トレ〟をおこなっているのと同じことになり、エラが張ってきます。

普段の食事では約50キログラムくらいの力がかかりますが、歯ぎしりの場合は、2倍の100キロ以上の力がかかるという説もあるほどです。つまり、それだけ咬筋を鍛え上げているわけです。

また、「噛み癖側《ぐせそく》」といって、右か左のどちらか噛むのに得意な側ばかりで噛んでいると、そちら側だけエラが出っぱってしまうこともあります。

そういう方は、意識して反対側でも噛むようにしたほうがいいでしょう。

エラの出っぱりは、顎関節、鱗状縫合をマッサージすることで小さくすることができます。このマッサージは噛み合わせをよくする効果ものぞめます。

ちなみに、頭蓋骨のゆがみは噛む筋肉にまで影響するといわれています。まさに「頭蓋骨、恐るべし！」なのです。

# 目《め》力《ぢから》がつく

「目がイキイキしている」

「死んだ魚のような目をしている」

このように目は、そのときの人の状態を如実に表わしています。

当然、相手の印象も変わってきます。

目がキラキラと輝いている人を見れば、何か頼もしささえ感じてしまいます。逆に目がショボンとしている人を見れば、こちらも元気がなくなってきたり、気を使ったりします。

仕事を依頼するような場合は、前者と後者を比較すれば当然、前者に依頼するでしょう。

今の時代は、パソコン作業などで目を酷使したり、老化したりすることが原因で、「皺眉筋《しゅうびきん》」という眉をひそめる筋肉や、眼のまわりにある「眼輪筋《がんりんきん》」が重力に負けてたれ下がりがちです。

また、いわゆる「瞼《まぶた》が重い」ときは冠状縫合付近に張りが出ています。

このような状態も、筋肉を強化する、あるいは冠状縫合を引き上げることなどにより、解消、軽減することができます。

この付近には目に作用するツボも多く存在するので、それらを刺激することで目の疲労回復をはかることもできます。

すべてを網羅することはできませんが、本書で紹介したように頭蓋骨マッサージやツボを刺激するなどの処置を施すことで、美容的にも大きな効果をのぞむことができるのです。

次の第5章では、顔の悩みやコンプレックスを解消する頭蓋骨マッサージの実践法を紹介していきます。

## 頭蓋骨マッサージの効果 — 目元がスッキリ —

30代になって疲れが「顔」に出るように…
ほうれい線やむくみがひどく困っていたのですが…☆　本当にすっきり！
不思議と周りから「ヤセた？」と言われることも！（笑）目の奥もスッキリして、
やっぱり改めて顔の印象もメンテナンスも大切なんだな～と実感しました！

佐伯桃子

# 第5章

## 頭蓋骨マッサージ実践編②

# 顔の悩みやコンプレックスを解消する！

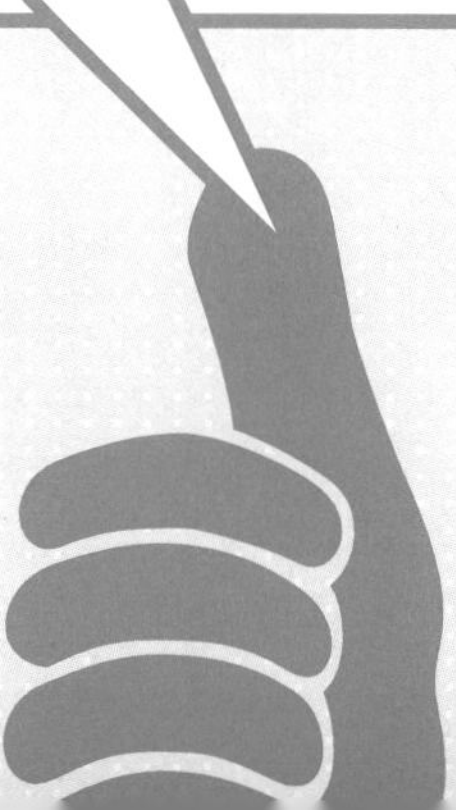

# 目尻のシワをとる

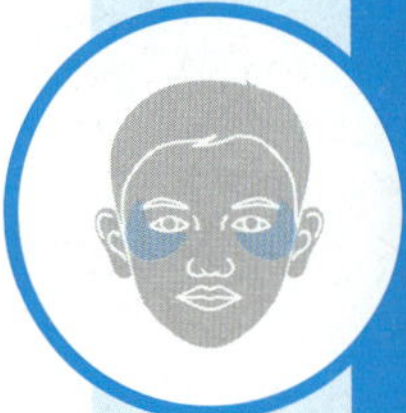

目尻のシワがとりたい場合は、「眼輪筋《がんりんきん》」という筋肉を刺激します。目の下→目尻→耳の手前まで、親指のハラ（人差し指と中指の2本指でも可）でこすりつけるように押していきます。

指が目に入らないように気をつけましょう。また、オイルやクリームなどを使用すると、こすりやすくなります。

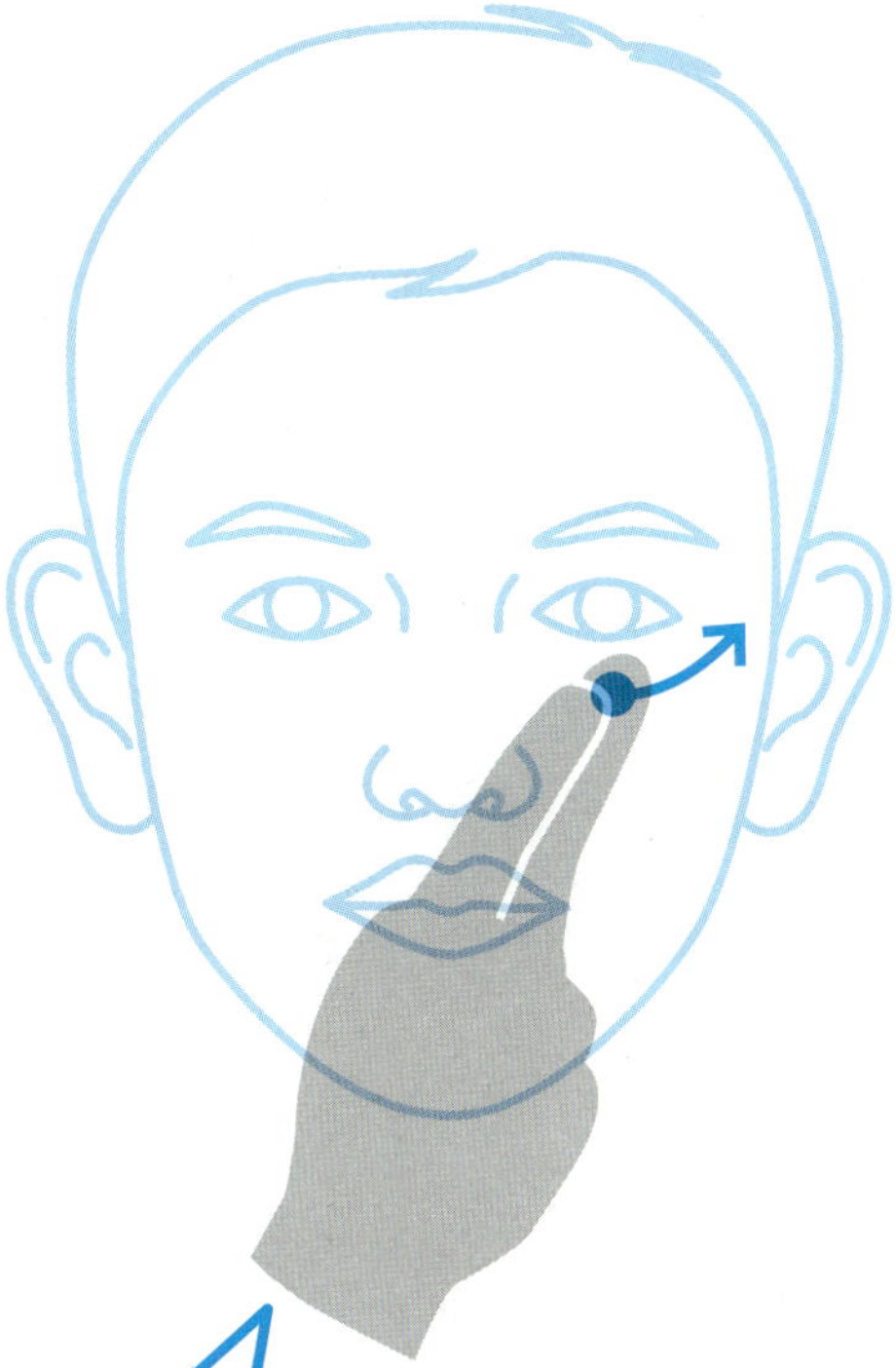

目の下→目尻→耳の手前まで、親指のハラ（人差し指と中指の２本指でも可）でこすりつけるように押していく。

# 頬のリフトアップ①

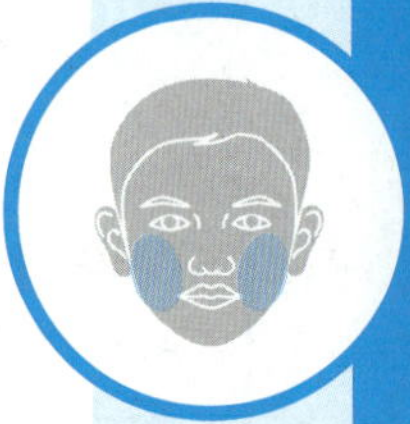

頬のリフトアップに効果的なマッサージ法を2つ紹介します。

頭が動かないように片方の手で頭を固定し、2本の指または親指（手根部でも可）で、側頭筋《そくとうきん》を引き上げるようにマッサージします。

鱗状縫合を押し上げるような感じでおこなうといいでしょう。

頭が動かないように片方の手で頭を固定し、２本の指または親指（手根部でも可）で、側頭筋を引き上げるようにマッサージする。

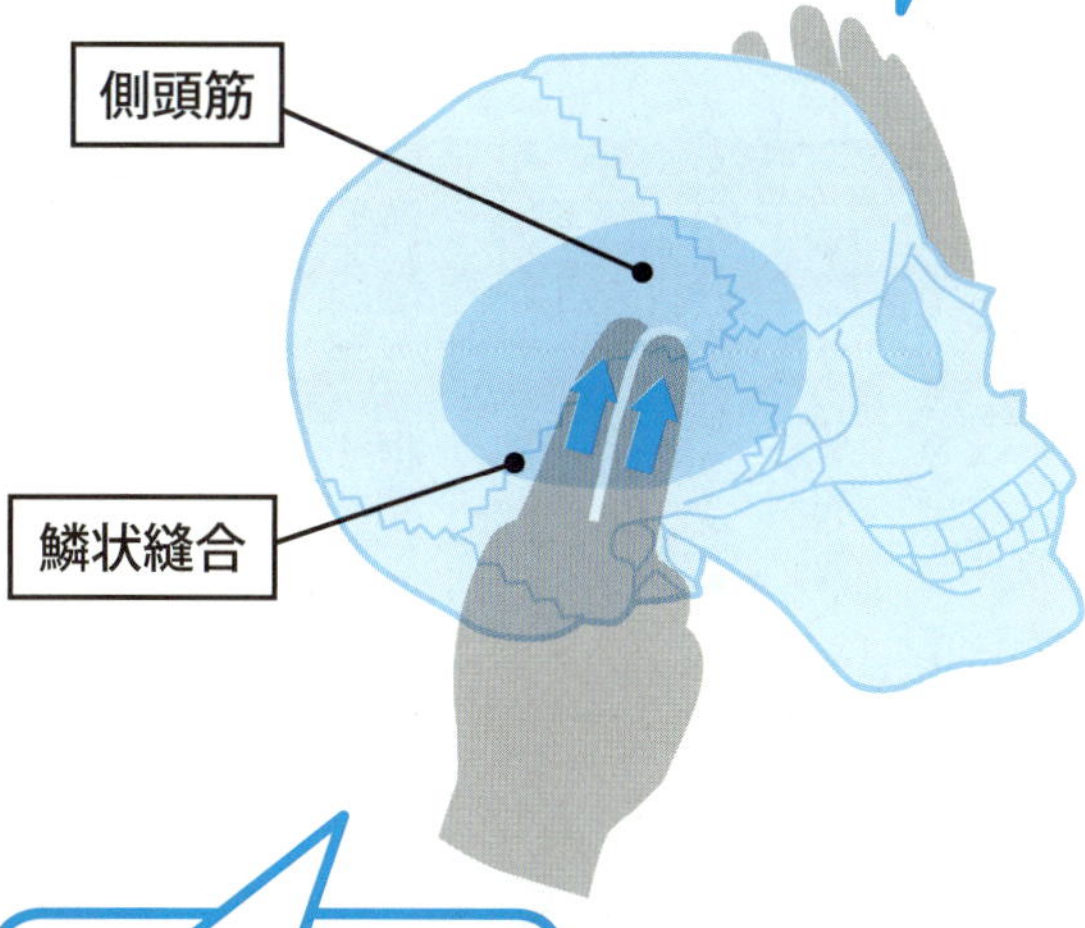


鱗状縫合を押し上げるような感じでおこなう。

# 頬のリフトアップ②

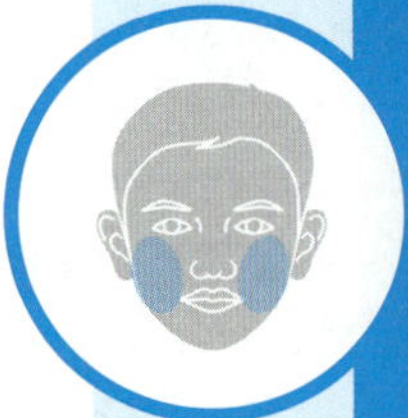

上顎骨《じょうがくこつ》と頬骨に手のひらのつけ根（手根部）を引っかけるようにして、押し上げるようにマッサージします。

すでに説明したように、左右の上顎骨と頬骨のうち、下がっている側をメインにマッサージします。

間違って上がっているほうをメインにマッサージすると、左右のバランスがいま以上に悪くなってしまうので注意してください

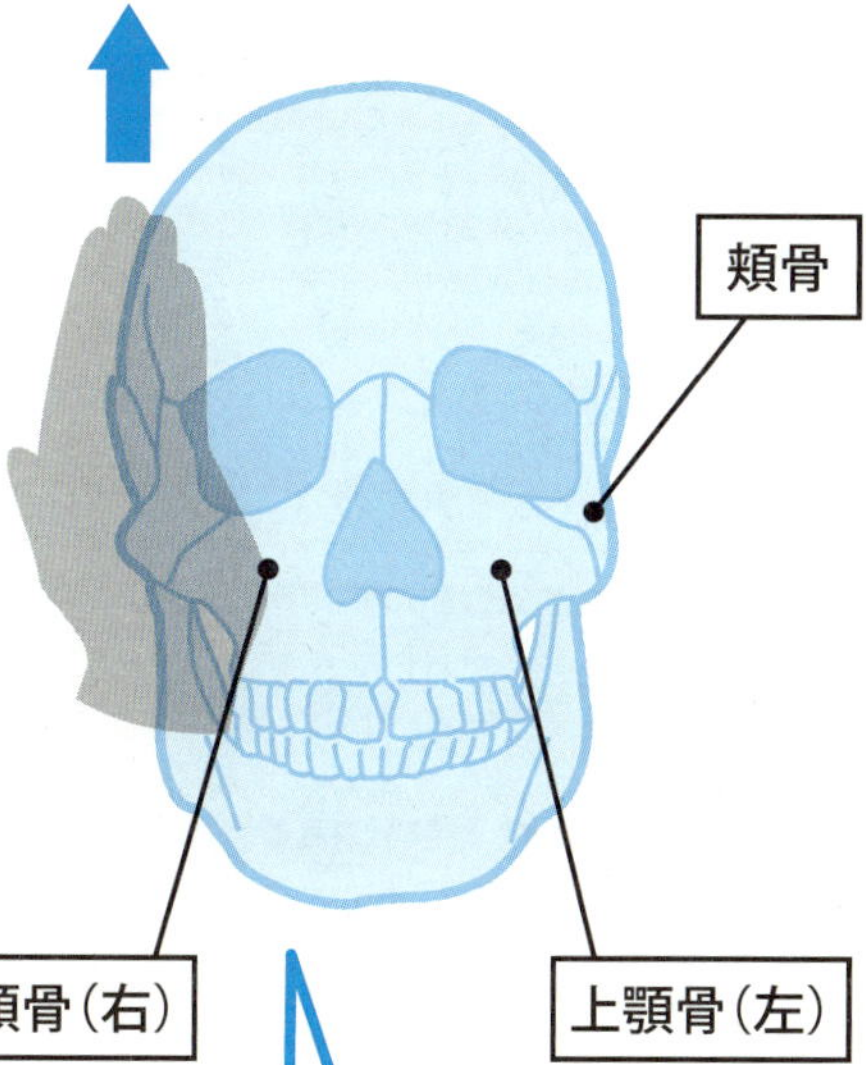


上顎骨と頬骨に手根部を引っかけるようにして、押し上げるようにマッサージする。

# あごの下のたるみをとる

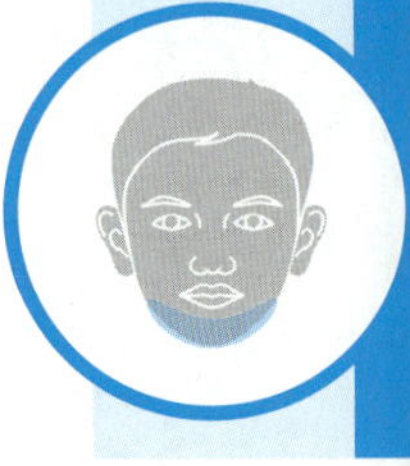

①あごの下のたるみをとりたい場合は、まずあごの下の中央から下《か》顎骨《がくこつ》に沿って、耳のほうに向かって人差し指と中指の2本の指で、こするように押し上げます。オイルを使用してもいいでしょう。

②あごを引いた状態から下あごを突き出すことをくり返し、あごの下のストレッチ運動をおこないます。

このマッサージとストレッチは二重あごの解消にも効果があります。

頸椎ヘルニアのある人は、このマッサージとストレッチはおこなわないようにしてください。

## マッサージ

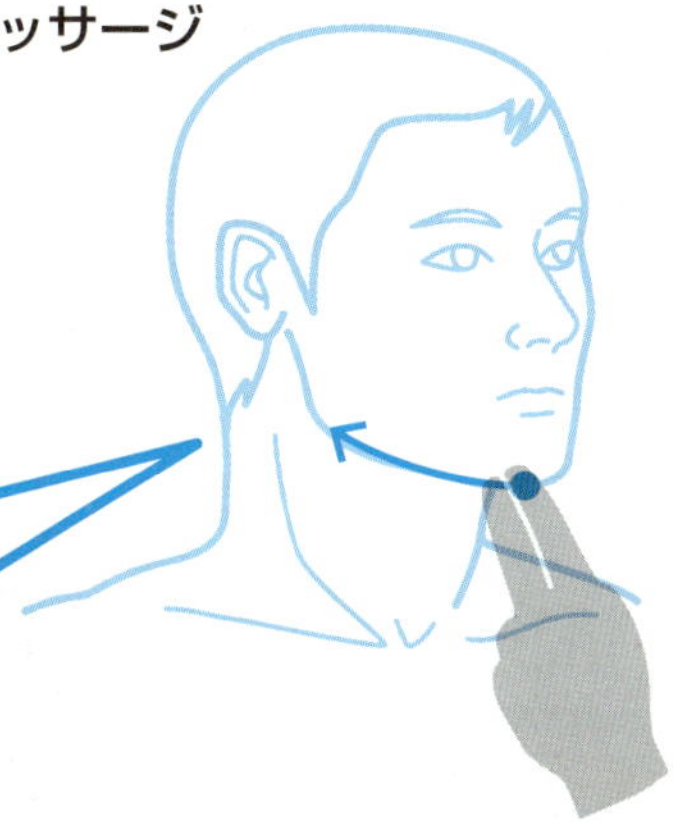

あごの下の中央から下顎骨に沿って、耳のほうに向かって2本の指で、こするように押し上げる。

## ストレッチ

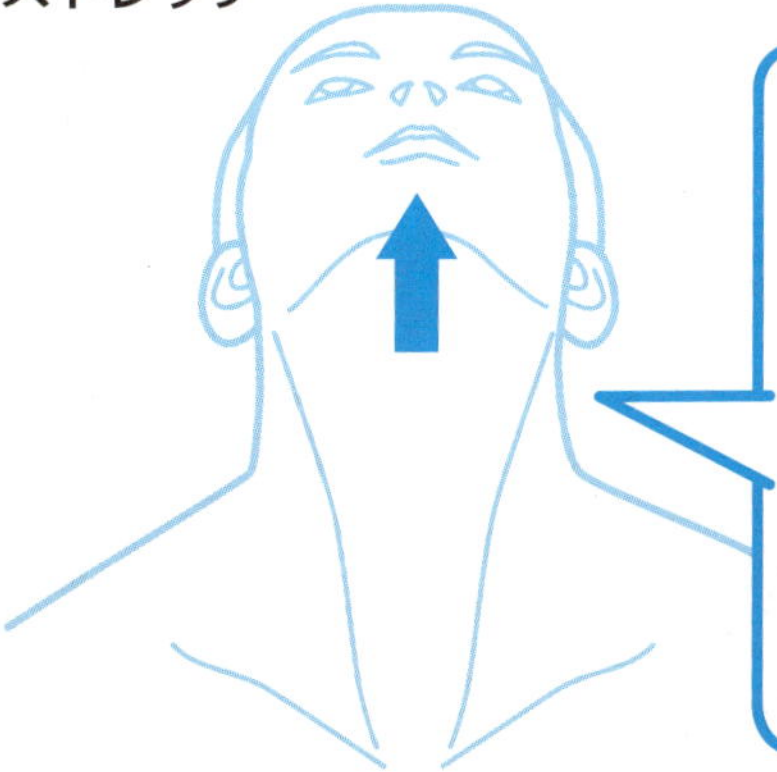

あごを引いた状態から下あごを突き出すことをくり返し、あごの下のストレッチ運動をおこなう。

# 肌ツヤをよくする

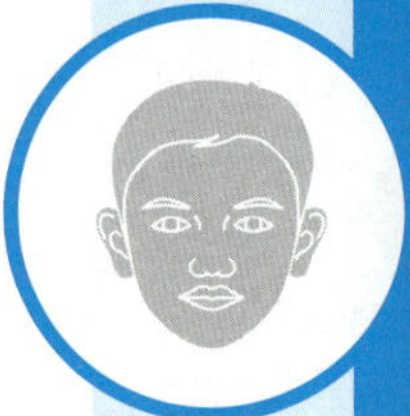

肌ツヤをよくするマッサージです。

指圧をするときのように、親指でラムダ縫合をこすりあげるようにマッサージします。指を動かしながら、縫合全体をマッサージします。

親指以外に、2本指、あるいは手根部で、同じようにラムダ縫合をこすりあげるようにマッサージしてもよいでしょう。

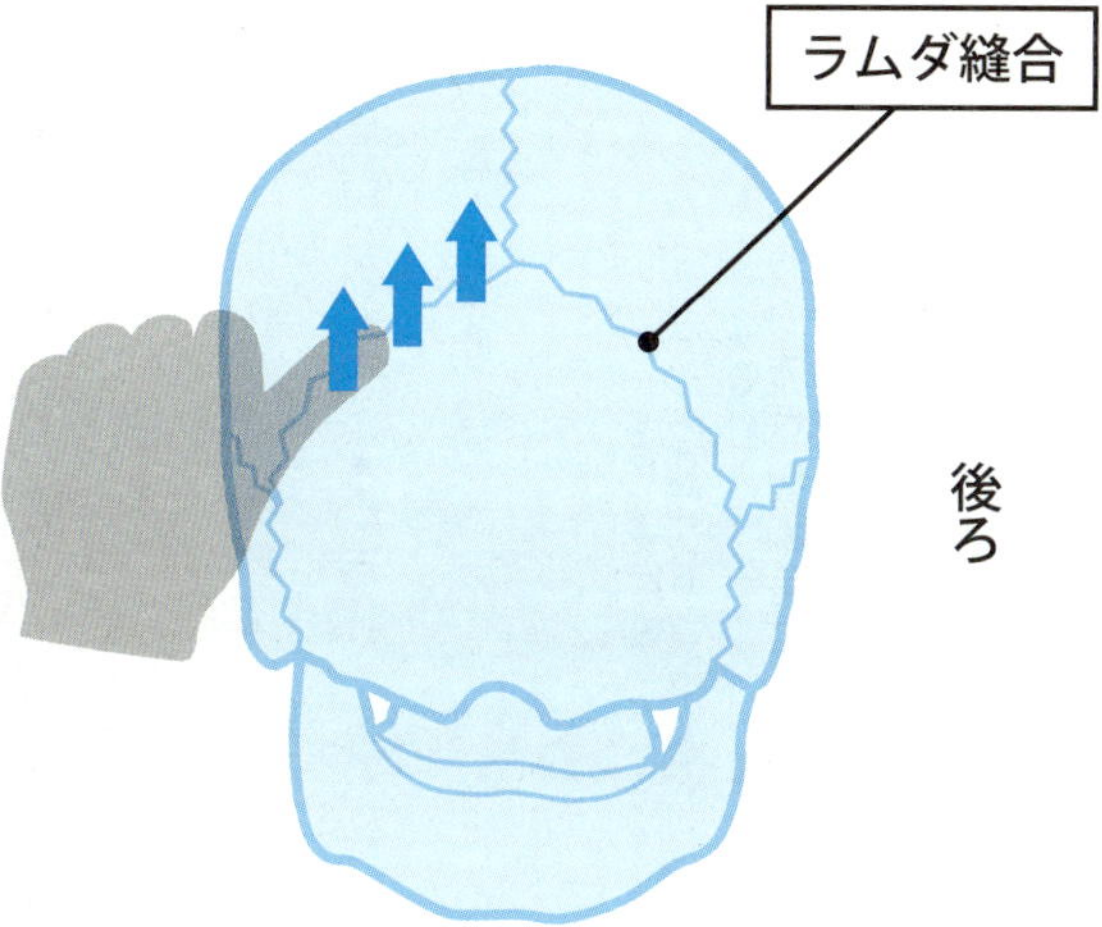


指圧をするときのように、親指でラムダ縫合をこすりあげるようにマッサージする。指を動かしながら、縫合全体をマッサージする。

# リンパ液の流れをよくする

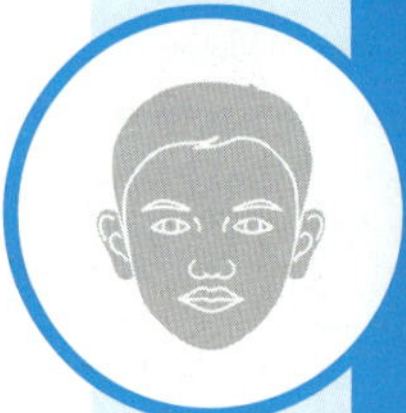

リンパ液の流れがよくなると、むくみの解消はもちろん、老化を防止することにもつながります。

❶の顎下《がくか》リンパ節から胸鎖乳突筋《きょうさにゅうとつきん》と斜角筋《しゃかくきん》を経由して、❷の鎖骨上リンパ節へのリンパ液の流れをよくすることを目的としてマッサージをおこないます。

2本指でこするようにしてマッサージします。指の下のリンパ液の流れをよくするイメージでマッサージしてください。

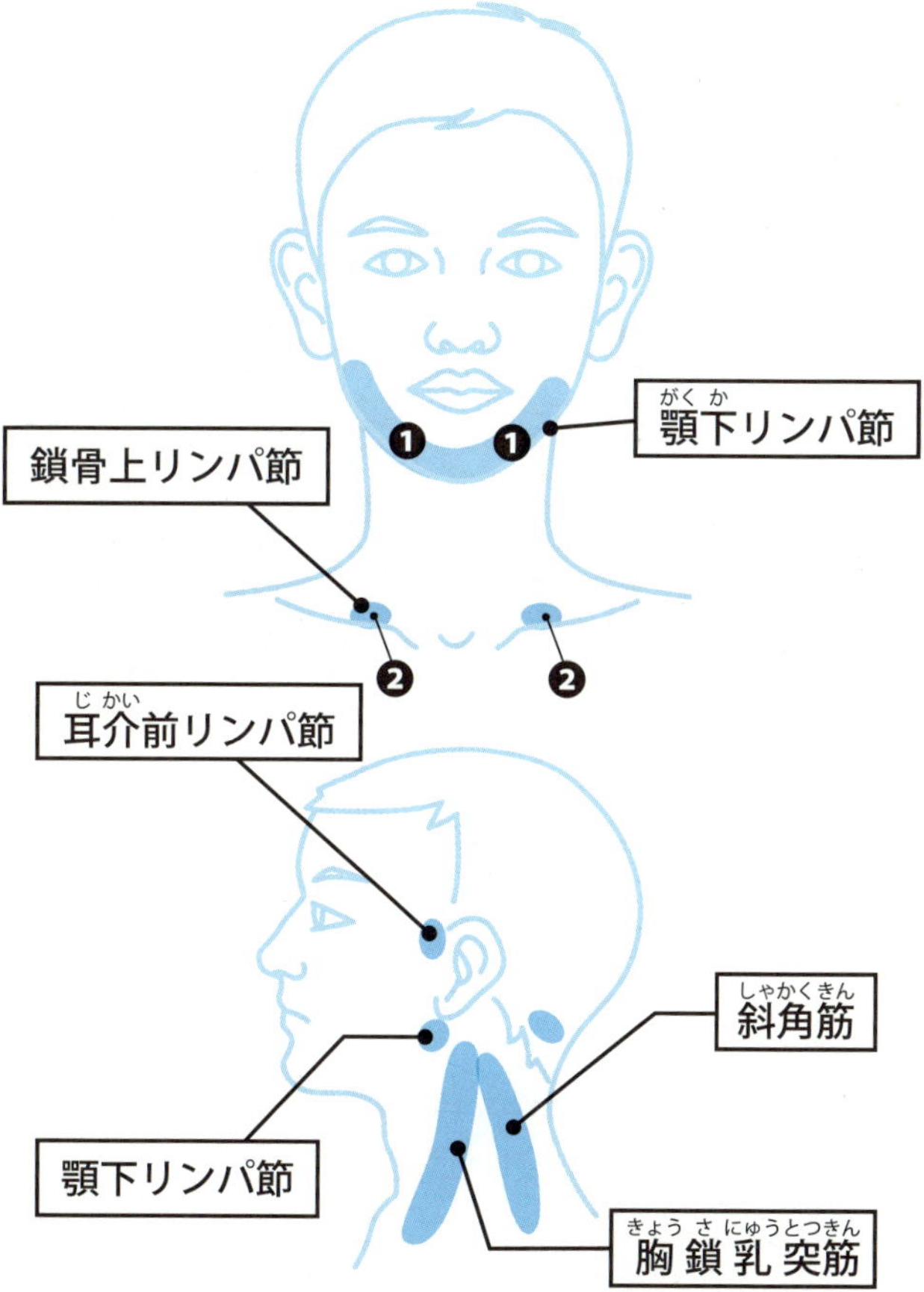
顎下《がくか》リンパ節
鎖骨上リンパ節
耳介前《じかい》リンパ節
斜角筋《しゃかくきん》
顎下リンパ節
胸鎖乳突筋《きょうさにゅうとつきん》

まず、マッサージをおこなう前に、胸鎖乳突筋と斜角筋をよく揉みほぐしておきましょう。この筋肉が硬い人が実に多いのです。

私の経験からいって、この筋肉が硬いとよい結果が得られません。

マッサージは、「か・き・く・け・こ」と声を出すさいの口のかたちを作って、リンパ液の流れをよくすることから始めます。左右、片方ずつでも、両方同時でもかまいません。気になっているほうを多めにやります。

このマッサージは、リフトアップや口元のシワを撃退するという一石二鳥の効果ものぞめます。

「か」から順に、マッサージ法を紹介しましょう。

## かきくけこ顔マッサージ

**「か」** まず、口を「か」のかたちにします。

そのかたちにしたまま、2本の指で口角《こうかく》（口の両端）の少し上あたりから頬骨に向かってリンパ液を流し（こすり）、そこから耳介《じかい》前リンパ節に向かって流していきます。

大小頬骨筋が刺激されることで、リフトアップの効果ものぞめます。


**「き」** 口を「き」のかたちにしておこないます。

鼻の下から口角へ向かい、少し外側にこすってから耳介前リンパ節に向かって流します。これは笑筋を刺激し、口元のシワ撃退に効果があります。


**「く」** 口を「く」のかたちにしておこないます。

ほうれい線（小鼻の両脇から唇の両端に伸びる線）から耳介前リンパ節に向かって流します。

上唇筋、口輪筋を刺激し、ほうれい線撃退にも効果があります。

**「け」**　口を「け」のかたちにしておこないます。「か」のときの少し外側から「か」と同じように耳介前リンパ節へ流します。リフトアップにも効果があります。

**「こ」**　口を「こ」のかたちにしておこないます。「け」のときよりも、さらに外側の歯筋を刺激しながら、「か」と同じように耳介前リンパ節へ流します。

**「びっくり」**　もうひとつ、追加です。「びっくり」したように目を開けておこないます。眉から横に髪の生えぎわ近くまで流し、そこから耳介前リンパ節へと流します。前頭筋を刺激し、目力《めぢから》アップや眉間のシワ撃退の効果がのぞめます。

「か」から「びっくり」までのマッサージが終わったら、目の周辺の筋肉に沿って耳介前リンパ節まで流します。

次に、顎下リンパ節まで流し、最後にそこから、ゴールである鎖骨上リンパ節まで流して終了です。

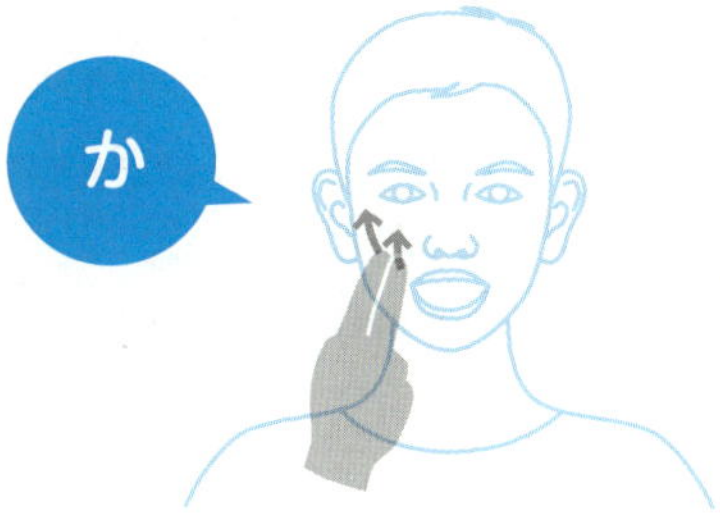


口を「か」のかたちにしたまま、2本の指で口角の少し上あたりから、頬骨に向かってリンパ液を流し（こすり）、耳介前リンパ節に向かって流していく。

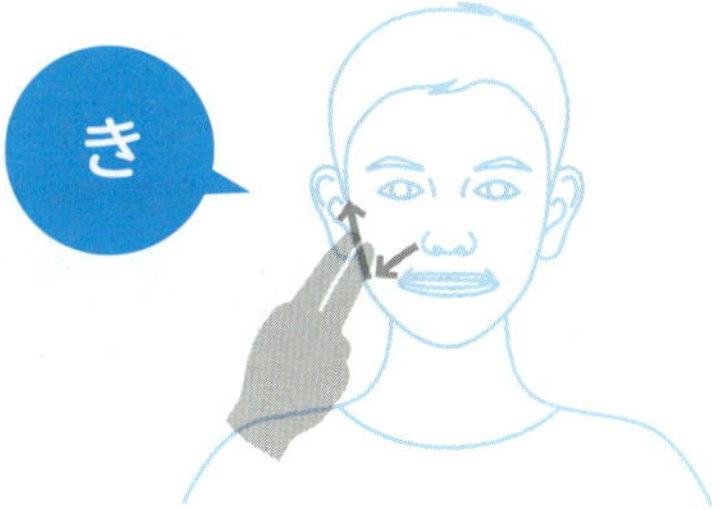


口を「き」のかたちにする。鼻の下から口角へ向かって少し外側にこすってから、耳介前リンパ節に向かって流す。

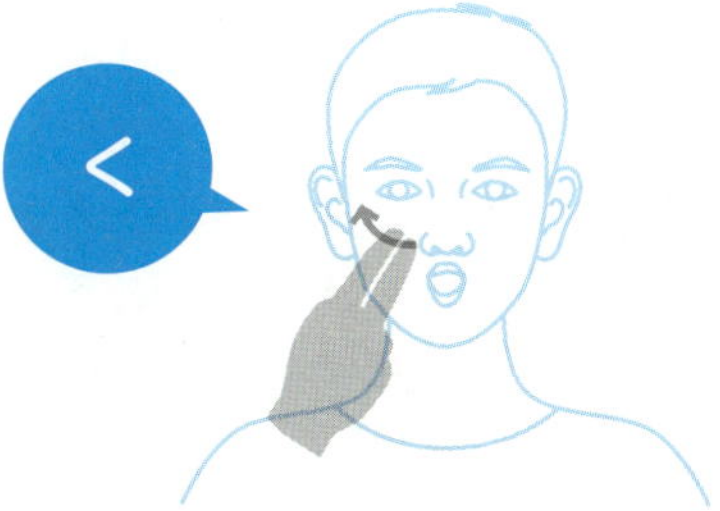


口を「く」のかたちにする。ほうれい線から耳介前リンパ節に向かって流す。

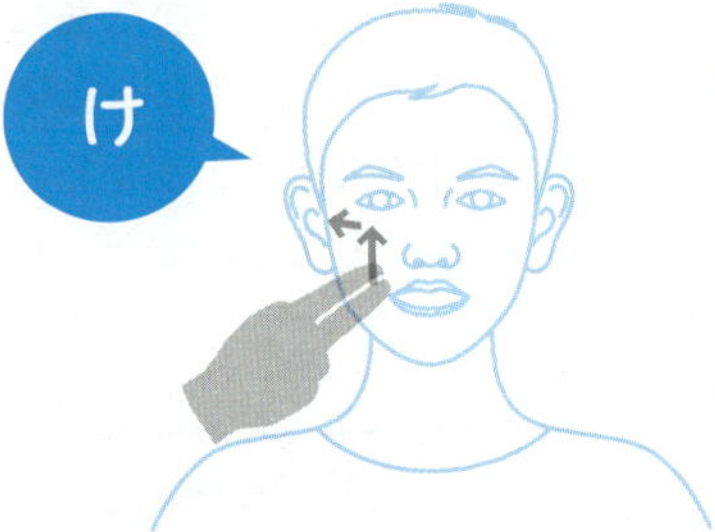


口を「け」のかたちにする。「か」のときの少し外側から、「か」と同じように耳介前リンパ節へ流す。

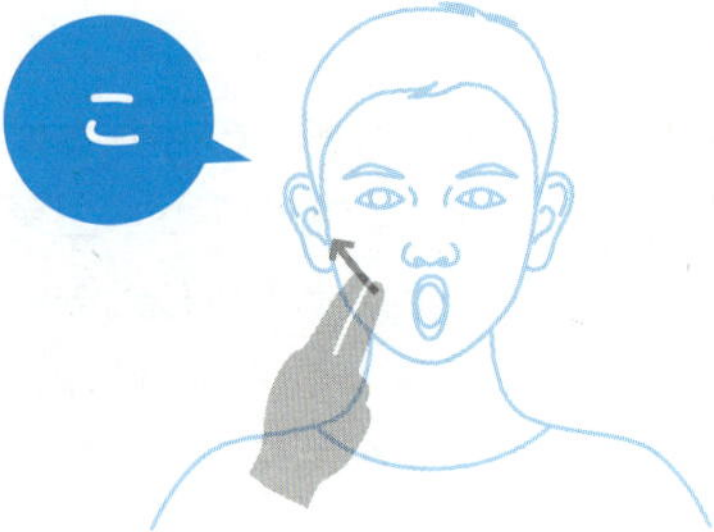


口を「こ」のかたちにする。「け」のときよりも、さらに外側の歯筋を刺激しながら、「か」と同じように耳介前リンパ節へ流す。

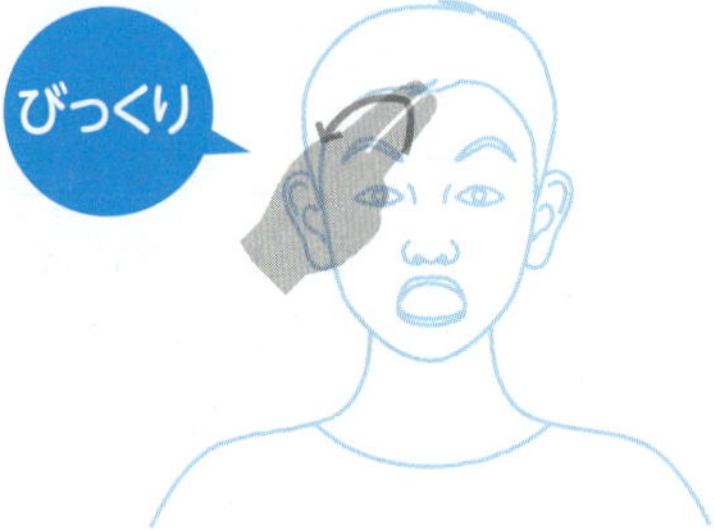


「びっくり」したように目を開けておこなう。眉から横に髪の生えぎわ近くまで流し、そこから耳介前リンパ節へと流す。

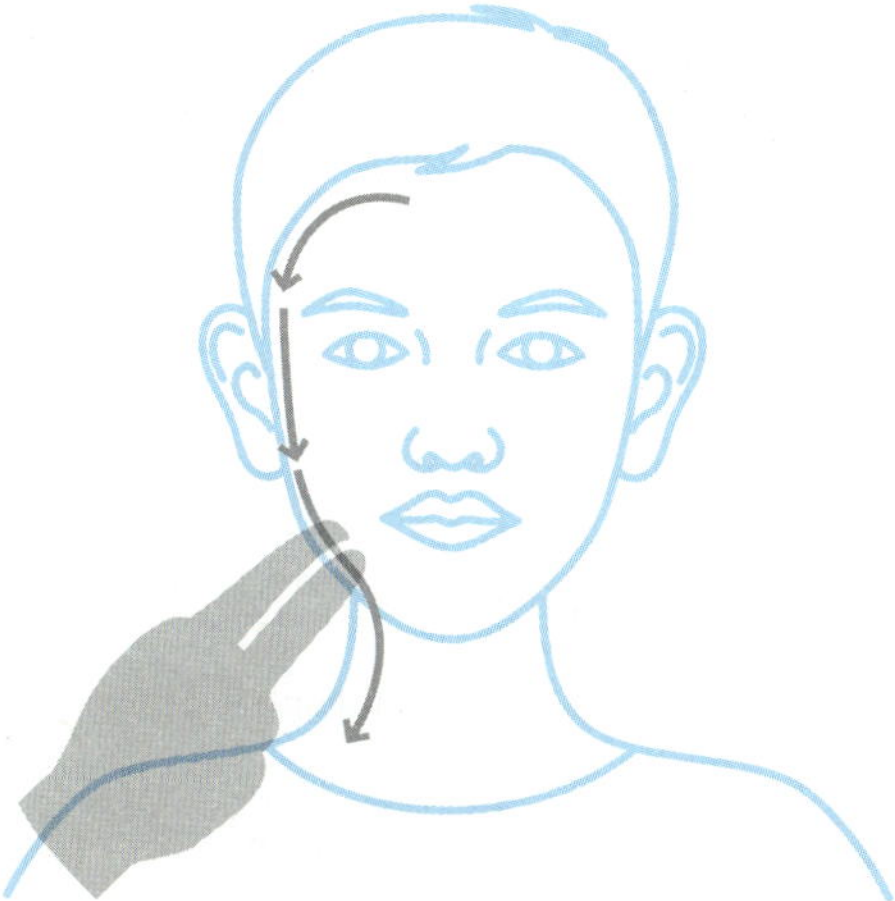

「か」から「びっくり」までのマッサージが終わったら、目の周辺の筋肉に沿って耳介前リンパ節まで流す。
次に顎下リンパ節まで流し、最後にそこから、ゴールである鎖骨上リンパ節まで流して終了。

# 顔の筋肉トレーニング

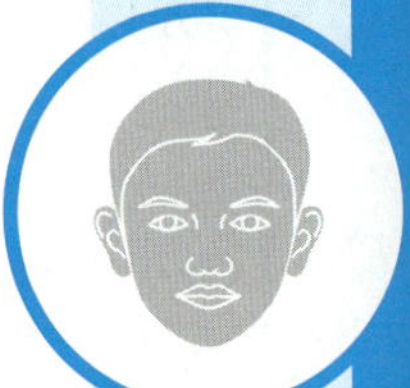

顔の筋肉を鍛えるマッサージ法を紹介しましょう。
顔の筋肉を鍛えることで、顔が引き締まり、リフトアップものぞめます。
そして、マッサージの効果がより長く続くようになります。

## かきくけこ顔トレーニング

**「か」** 口を大きく開けて、「かー」と言うかたちにします。口の少し横側を両方の親指、または手根部で押し上げます。10回程度おこないます。

このトレーニングの注意点としては、両手で左右同時に同じ回数おこないますが、力の入れ方は、**ゆがんでいるほうに強く負荷**をかけてください。

**「き」** 口を横に広げて、「きー」と言うかたちにします。口から指の幅4本分くらいのところを内側に向かって、両方の手根部で押します。10回くらいおこないます。

**「く」** 口をタコのようにして、「くー」と言うかたちにします。両方の手根部で口を左右に押し広げます。10回くらいおこないます。

**「け」** 「けー」と言う口のかたちにして、「か」よりも指の幅2本分くらい外側を、両方の手根部で押し上げます。10回くらいおこないます。

**「こ」** 「こー」と言う口のかたちにして、「け」よりもさらに指の幅2本分くらい外側を、両方の手根部で押し上げます。10回くらいおこないます。

**「びっくり」** 「びっくり」したイメージで、ひたいにシワをよせ、両目をカッと見開きます。その状態で、両眉の少し上あたりを手根部で押し下げます。10回くらいおこないます。

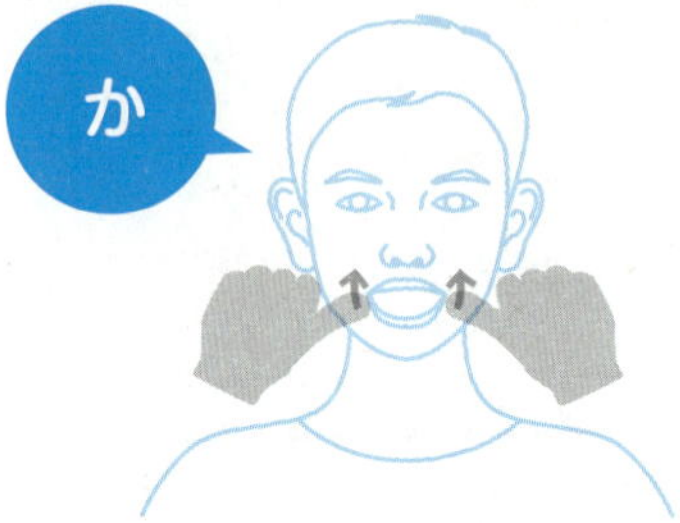


口を大きく開けて、「かー」のかたちにする。口の少し横側を両方の親指、または手根部で押し上げる。10回程度おこなう。

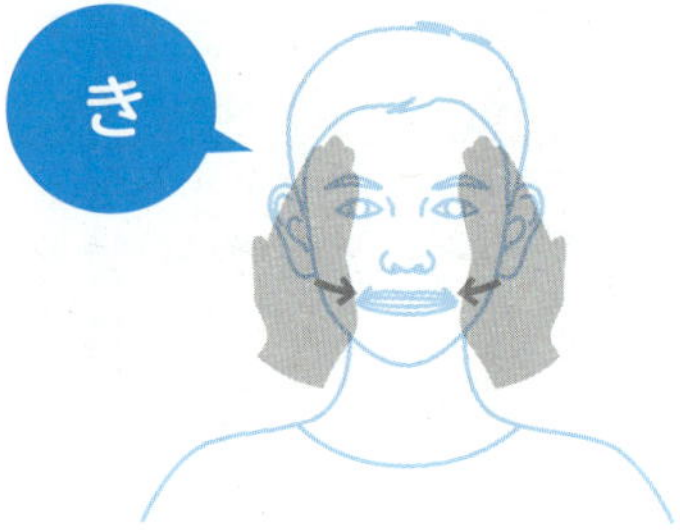


口を横に広げて、「きー」のかたちにする。口から指の幅4本分くらいのところを内側に向かって、両方の手根部で押す。10回程度おこなう。

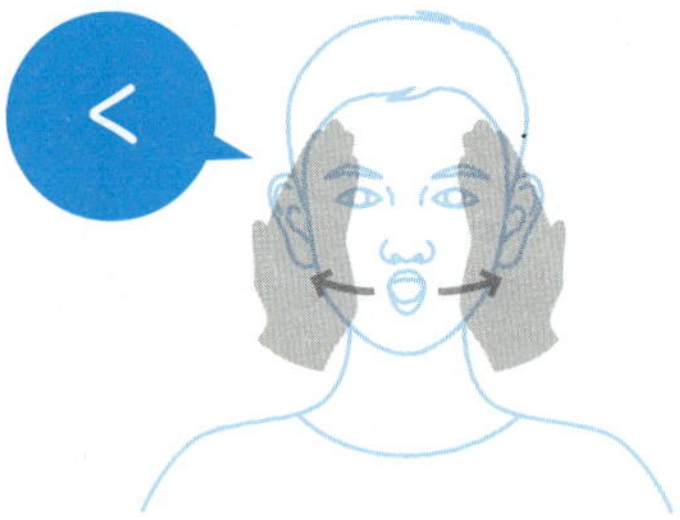


口をタコのようにして、「くー」のかたちにする。両方の手根部で口を左右に押し広げる。10回程度おこなう。

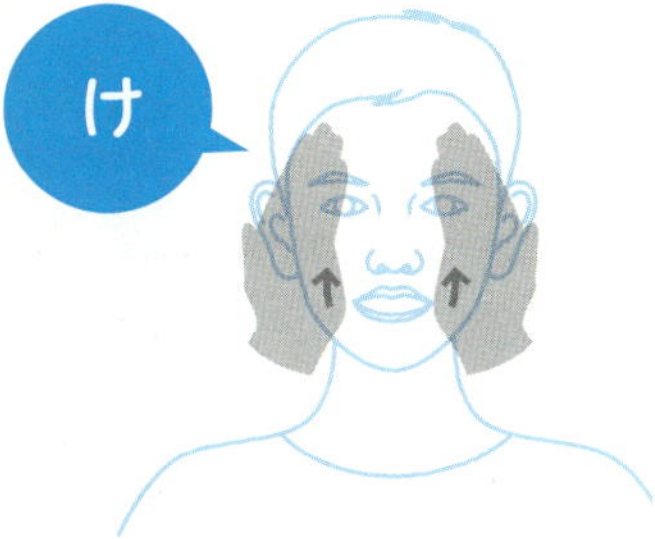


口を「けー」と言うかたちにして、「か」よりも指の幅2本分くらい外側を、両方の手根部で上に押し上げる。10回程度おこなう。

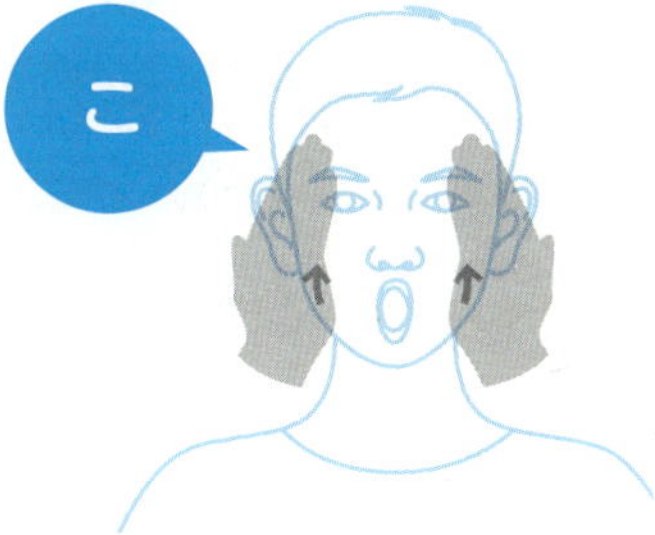


口を「こー」と言うかたちにして、「け」よりもさらに指の幅2本分くらい外側を、両方の手根部で押し上げる。10回程度おこなう。

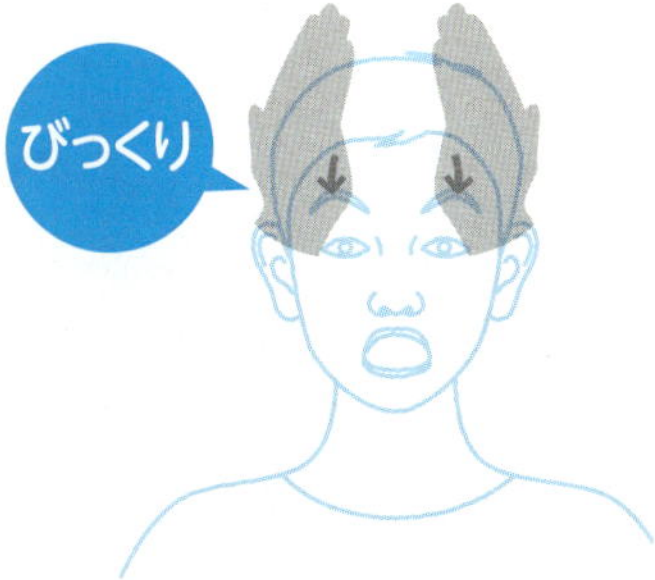


「びっくり」したイメージで、ひたいにシワをよせ、両目をカッと見開く。その状態で、両眉の少し上あたりを手根部で押し下げる。10回程度おこなう。

# 鼻を高くする

鼻を少しでも高くしたいという場合は、このマッサージをおこないましょう。

鼻の骨（鼻骨《びこつ》）の低い部分から高い部分に向かって、親指か2本指でグリグリと押し上げるようにします。

これを鼻の骨の下部から目のふちのあたりまで、指を動かしながら、くり返します。

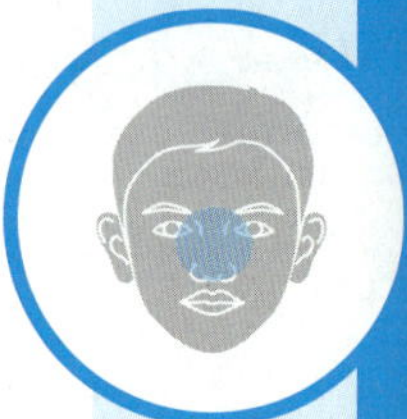

鼻骨の低い部分から高い部分に向かって、親指か２本の指でグリグリと押し上げる。鼻の骨の下部から目のふちのあたりまで、指を動かしながらくり返す。

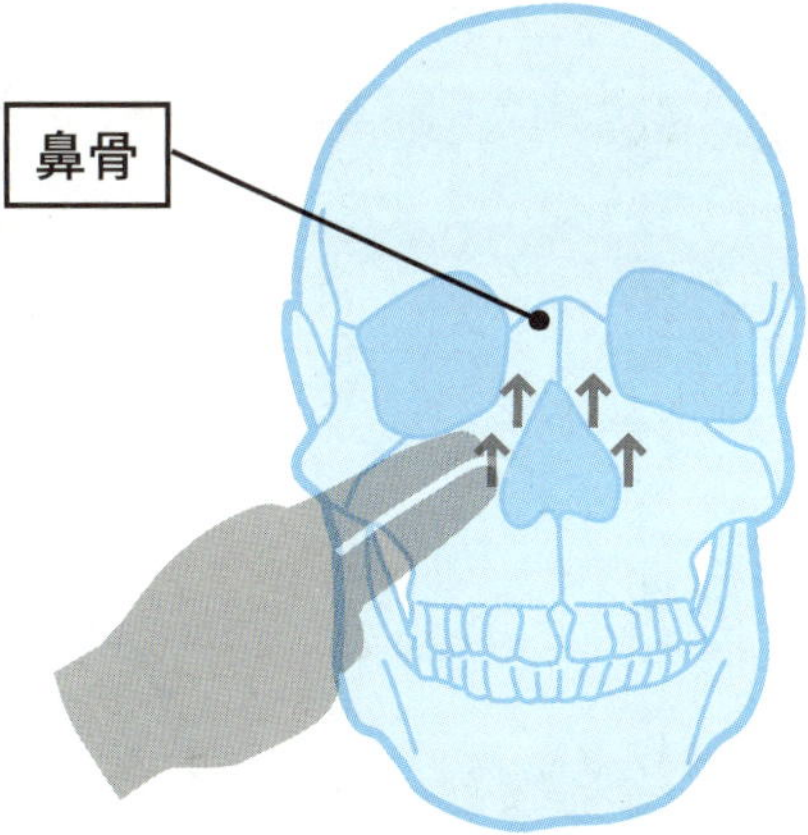

# 頬の出っぱりをおさえる

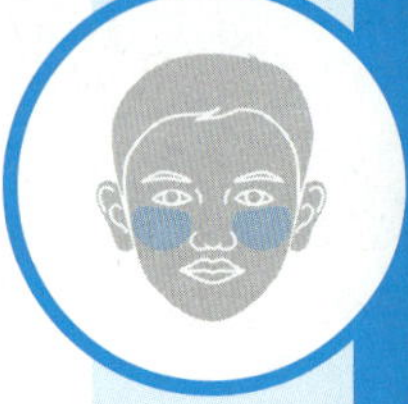

頬の出っぱりを少しでも小さくしたい場合は、このマッサージをおこないます。

頬の出っぱりを手根部で、息を吐きながら、頬骨をゆっくり内側に押し込みます。

このマッサージは両手でおこないますが、出っぱりが気になる側を強く押し込み、もう片方は手を添える感じにします。

息を吐きながら、頬の出っぱりを手根部で、
ゆっくり内側に押し込む。
両手でおこなうが、出っぱりが気になる側を強く押し込み、もう片方は手を添える感じにする。

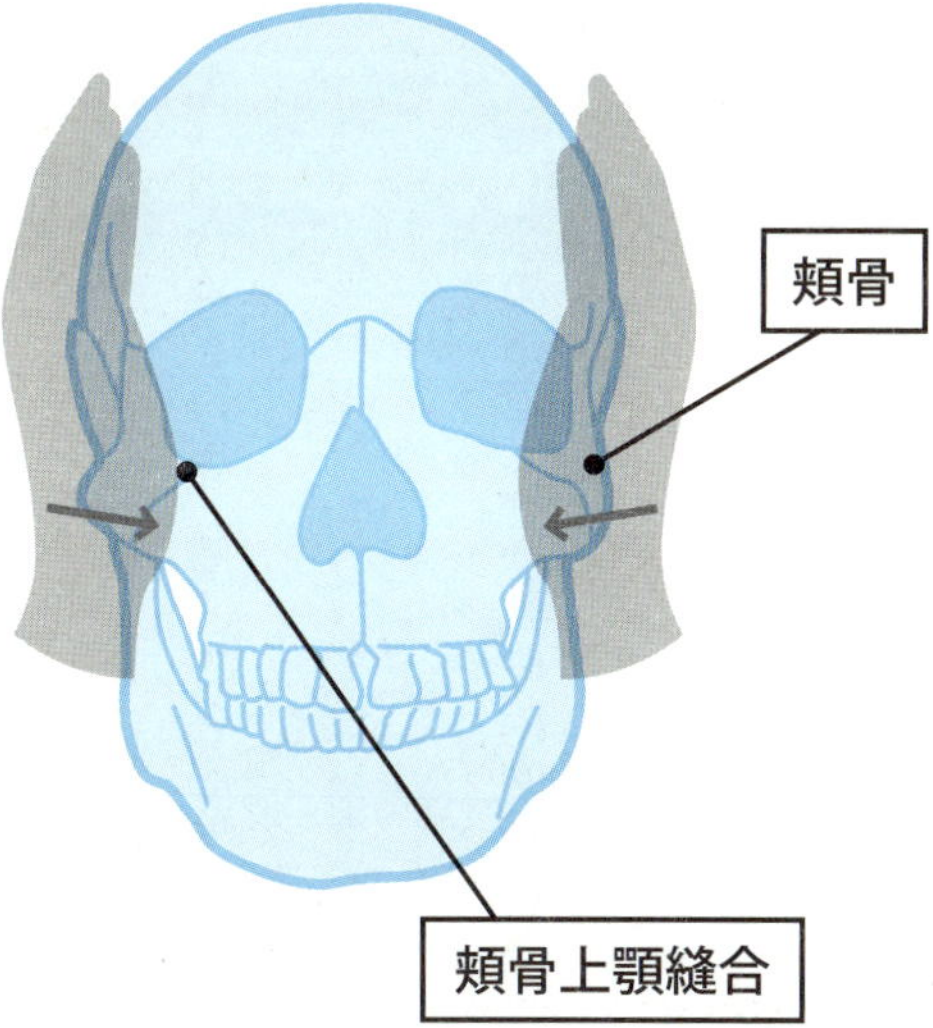

# 目力をアップさせる

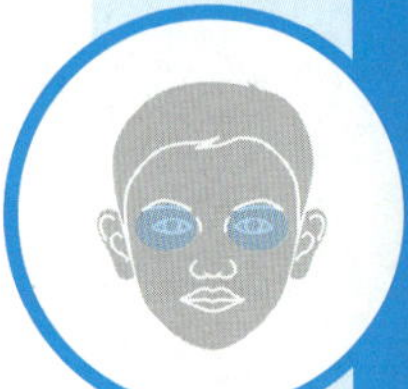

目力《めぢから》をつけたい、アップさせたい場合は、目尻と眉間の2箇所をマッサージします。

〈目尻〉目尻にある前頭頬骨縫合を2本の指で、やや外側に向かう意識で、押し上げます。

〈眉間〉目の上部のくぼみを親指か手根部で押し上げます。

〈目尻〉

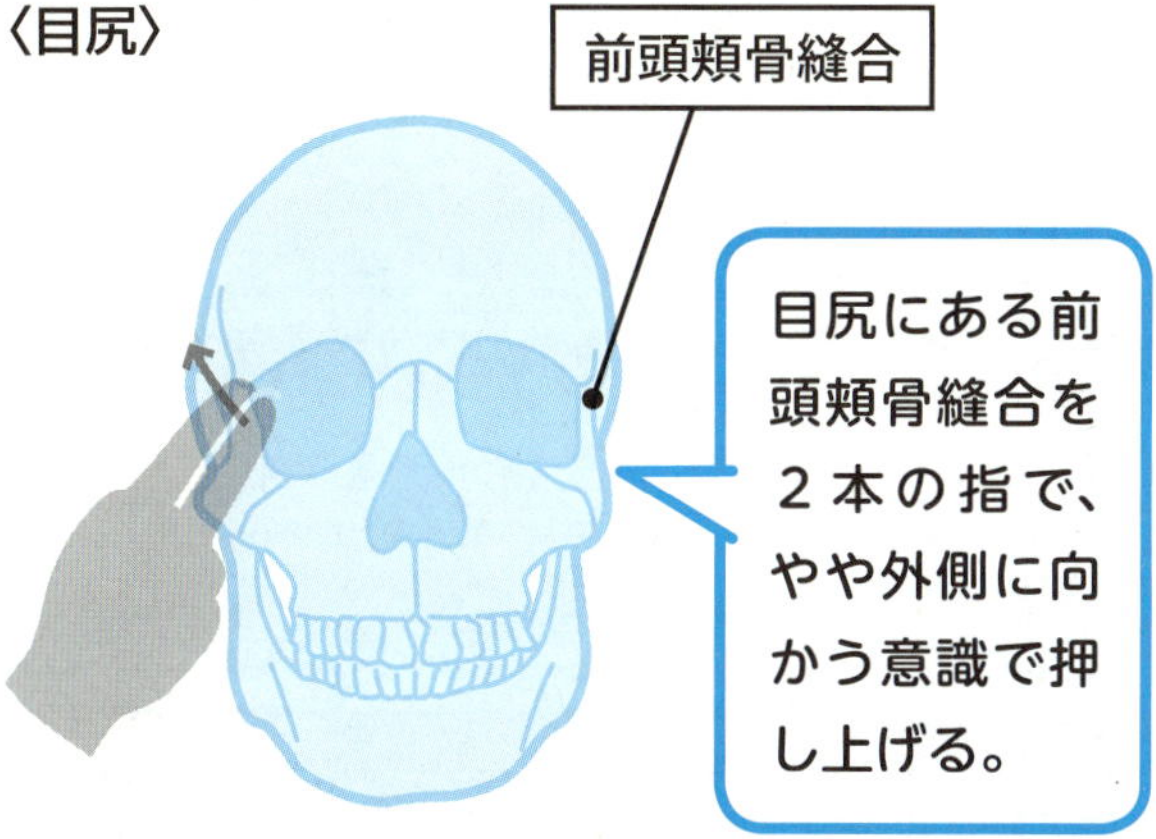
前頭頬骨縫合
目尻にある前頭頬骨縫合を2本の指で、やや外側に向かう意識で押し上げる。

〈眉間〉

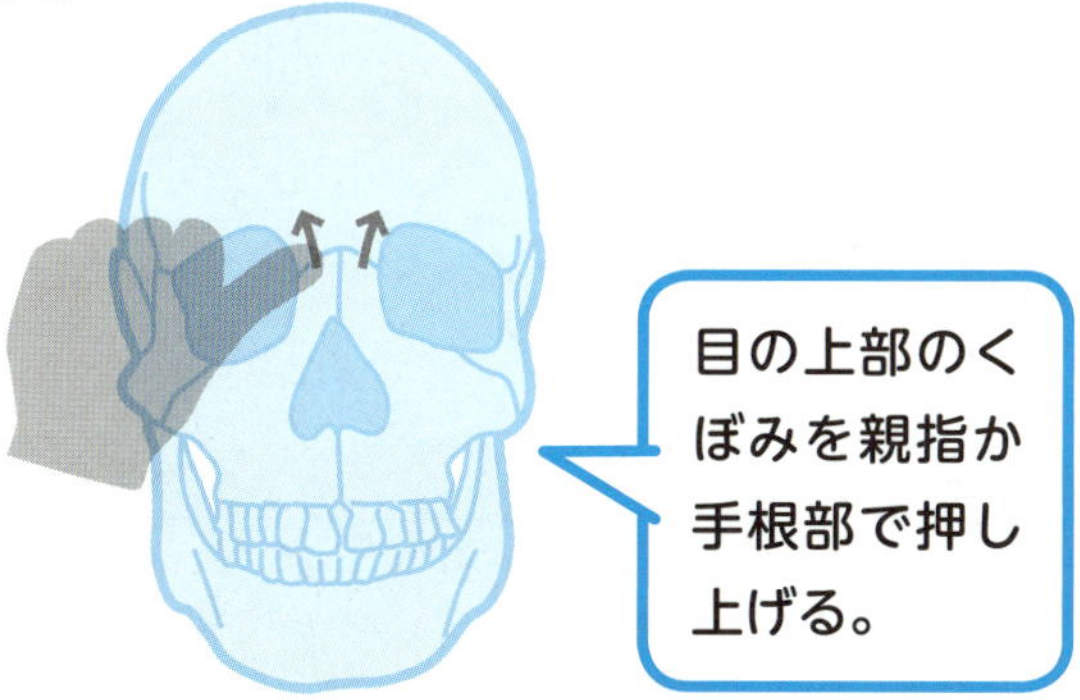
目の上部のくぼみを親指か手根部で押し上げる。

## 頭蓋骨マッサージの効果 — 頬のリフトアップ —

30代に入ってから寝不足や仕事の疲れなどで口角の下がりや目の疲れが顔に残ることが多くて気になっていました。武富さんの施術ではほほの筋肉がゆるんで、とっても笑いやすくなったことにびっくり。顔全体が施術前と比べてリフトアップし、顔の周囲は1.5cmも小さくなりました。元気な顔になりました。想像以上に顔は疲れていると再認識です。今回の施術で頭がい骨は人の表情にすごく影響あるんだと（頭も小さくなりましたし！）実感しました。

浅野　満美子

## 頭蓋骨マッサージの効果 ― 小顔 ―

30分の小顔矯正を受けたあとの驚きはすごいです。とにかく若返るんです。オイルマッサージもするので完全にスッピンなのに間違いなく10歳は若く見えるのです。ほうれい線が消えて、左右のバランスが整い、目元ぱっちりと、とにかくスッキリした印象になるのです。そしてもっと驚くのがその効果が3週間くらい続くことです。今は定期的に武さんに小顔矯正にいただいて常に10歳若くいられてます。

おかざきなな

# おわりに

佐賀県の田舎からなにもわからず上京し、負けん気だけでやり続けてきました。

そんな自分が、まさかこのような形で本を出すことができるなど、夢にも思いませんでした。また、海外の有名アーティストと縁を持てることも想像できませんでした。これらはすべて、まわりの方々に応援をいただき、支えていただいたおかげです。

その方々からは、「手に職があると、どこでも食べていけるね」「いろいろな人と会えるし、いい仕事だね」と言ってもらえます。お金をいただいたうえに、お礼を言われて感謝される、本当に素晴らしい仕事です。

体調不良や、どこかしらに痛みを感じながら働いている方も多いと思います。また、現代では大きな敵となっているストレスを抱える方が、ますます増えています。

この本で紹介した「頭蓋骨マッサージ」が、そうした方々のお役に立つことができれば幸いです。

尊敬する経営者が講演で言われたことが、強く印象に残っています。「あなたは幸せですかという質問に、日本人は25パーセントしか幸せだと答えなかった」という言葉です。

日本経済は低迷し、回復の兆しはなかなかみえません。平均所得も低下するなか、このメソッドを習得し、「手に職をつけて」人々の助けとなり、より充実した人生を送り、収入源を増やす手段のひとつになればと願っています。

http://www.phy-co.com/sm

こちらに詳細が記してありますので、興味のある方はご覧ください。

日本全体が少しでも元気になって、より素晴らしい国になればうれしく思います。

最後に、今回の出版に際して多くの方々のご協力をいただきました。とくに中経出版の皆様、岩谷洋昌様、稲垣豊様、たなかかつなり様、体験談をお書きいただいた方々にはご尽力いただき、ありがとうございました。

この場を借りて御礼申し上げます。

感謝をこめて　　武富ゆうすけ

本書は「中経の文庫」のために書き下ろされたものです。

武富　ゆうすけ（たけどみ　ゆうすけ）
鍼灸整体師。フィジカル・コーディネーション代表。
海外大物ミュージシャンをはじめ、オリンピックメダリストや格闘技世界チャンピオンなど、世界の超一流が認めた整体師。全身の筋肉、骨格、頭蓋骨縫合を調整し、身体のコーディネーション能力を最大化させる手技は「GOD HANDS」と称賛され、国内外から絶大な信頼が寄せられている。
16歳までに5回の大手術を経験し、夢だったプロ野球選手の道を断念。「自分のようにケガで夢を諦めなければならない人を助けたい」と、一念発起して整体師の道に入る。解剖学的見地から自身の身体を実験台として、「改善ではなく完治」をコンセプトに、技術の改良、開発を続けている。

本書の内容に関するお問い合わせ先
中経出版編集部　03(3262)2124

中経の文庫
頭蓋骨マッサージで体の不調が消える本
2012年9月25日　第1刷発行
2013年6月27日　第4刷発行

著者　武富　ゆうすけ（たけどみ　ゆうすけ）
発行者　川金　正法
発行所　㈱中経出版
〒102-0083
東京都千代田区麹町3の2　相互麹町第一ビル
電話03(3262)0371(営業代表)
03(3262)2124(編集代表)
FAX03(3262)6855　振替　00110-7-86836
http://www.chukei.co.jp/
DTP／ムーブ　印刷・製本／錦明印刷
乱丁本・落丁本はお取替え致します。

ISBN978-4-8061-4508-0　C0147